JN130899

第3版

# 看護学生のための
# 精神看護学概論

東中須恵子 編著

大学教育出版

# 改訂にあたって

　「看護学生のための精神看護学概論」が発刊されて、6年が経過し3版を迎えました。その間、精神の健康とそれに関わる問題を扱う精神看護学は、社会情勢と共に大きく変化を遂げています。自然災害に伴う人々の精神的健康問題への対応、特に心のケアの考え方と方法の探究は、医療体制の理解と共に看護を学ぶ私たちの重要な学習の課題であると考えます。昨今は、コロナ禍に伴う人々の環境の変化や先の見えない不安が多く存在しております。例えば、テレワークうつ・リモートワークによるメンタル不調などで早急の解決策を見い出すことが求められており、オンライン面談や医療相談がストレスチェックと合わせ精神医療者に求められている支援であると考えます。

　一方、厚生労働省が2011年に精神疾患を『医療計画の5大疾患』に指定したことは一般的に周知されていることであります。当時社会の関心を集めることになりましたが、未だに正しい知識が伝えられておらず、偏った見方がされている傾向にあります。そのことは、精神看護学の発展に大きく影響を与えています。看護の学習者一人ひとりが、正しい知識を学修しそれを伝えていく方法の検討を行うことが急務ではないかと考えます。

　精神看護学は精神看護の実践の基礎となる、こころの仕組みと働きや、こころの発達とこころの健康について学習すると共に、精神保健福祉に関する歴史と法的制度についても学びを深めます。また、こころの問題は病気と深い関係にあるだけではなく、健康な状態にある人にも起こる可能性があります。例えば、これまで社会的問題とされてきた自殺者の推移は減少傾向にあり、1998年〜14年間連続して3万人を下らなかったものの、2018年は723人少ない2万598人、というデータが公開されています。これは国の施策『自殺対策基本法』の改訂と全国の自治体の取り組みの成果であると評価されています。しかし、厚生労働省は児童生徒の自殺は『いじめ自殺』によって、上昇傾向にあると報告しています。

　また、国は 2019 年 4 月より、34 万人の外国人労働者の受け入れを決定しました。異文化の中で働く外国人労働者の精神的支援も看護に求められています。

　私たちは、こうした社会の動向を注視しながら、人々の精神的健康を保持し増進するための基本的な知識や、精神的健康問題への対処方法を学修する必要があります。

　今回の改訂にあたり、これらの学習のために役立つことのみならず、臨地実習や国家試験への対応を考慮しつつ要点を整理した内容に致しました。

　著者の配慮が学習者に役立ち広く活用されることを願っています。


　最後に、改訂のご助言を賜り細部にわたりご助言頂きました、大学教育出版の佐藤守様に心からお礼を申し上げます。


　2021 年 3 月

東中須恵子

# まえがき

　現代はこころの時代といわれるようになり、人間の精神のあり方や支援の方法が盛んに論議されるようになりました。これまで人々の生活環境は目まぐるしく発展し、生産性や立身出世など形として見える幸福を求めていました。その努力の結果、人々の夢や願望は成就しましたが、考えてもみなかった大きな問題や課題を抱えることになってしまいました。そのことに気がついた今あらためて、人間の幸せとは何かを追究する必要性に迫られています。

　物欲が満たされた人々の生活に対する考え方は、健康志向であったり、精神性の満足を求めているように感じられます。個人が自分に合った意味のある生き方を重要視する時代に入ったと考えることができます。つまり、人々の満足する生き方とは、健康で文化的な生き方、それを支える生活環境のあり方を追求し続けることと考えられます。そうして、自分の価値観を成熟させ生き方を決定しているのです。

　もちろん、人間の行動や精神の働きは、生きていく過程で経験する出来事に深く関わりを持っています。これまでに学習してきた文化や歴史、生育史や社会環境の影響を多く受けており、周囲との人間関係や発達課題などからくる生活のしづらさなども影響していると考えられます。

　精神看護学は、精神の健康とそれに関わるさまざまな問題、その援助を広く学習する学問領域です。前述した状況を踏まえ、人々の精神の健康や生き方、その成長を支える地域や社会のあり方、人々へのより良い支援を追究しています。

　しかし、精神は物体がなく、それ故に「精神の健康とは何か」と尋ねられて即座に回答することはできません。また、精神の病気には、脳の器質的な障害が原因とされる病気とは別に、病気と診断されにくい状態も含まれており、身体の病気に比べてわかりにくい側面を持っています。

　現在の精神を取り扱う学問領域では、人の行動を高次脳機能だけでは解明す

ることは不可能です。精神の健康に関する問題は、病気と関係の深いものや、健康な人にも起こりうる可能性を持つものまで幅広く発生していることから、人間の精神に関わる看護は、大きく変化しており、その対象者が拡大されていると推測されます。そのため、精神に障害がある人だけではなく、人の精神の健康保持、増進、疾病の予防を中心に、精神保健看護の看護実践が求められています。

このたび、人々の精神看護をヘルスサイエンスの視点から解説し、看護学生が自分の体験を振り返りながら学習できるテキストを上梓する機会を得ました。本書では、看護学生が総合的に精神看護の基礎学習ができるための情報が網羅されています。

現代社会の変化に伴うさまざまな問題や制度の動向、生活するさまざまな環境における人々の精神健康をどのように援助していけばよいか、学びを深めていけるものと確信しております。


2015 年 6 月吉日

東中須　恵子

# 看護学生のための精神看護学概論　第3版

# 目　次

# 第 1 章

# 精神看護学とは

　精神看護学は、人のこころに関する看護を対象とする学問である。広義にはすべての人々のこころの健康の保持と増進に関わる精神看護であり、メンタルヘルスの知識や支援技術が必要とされる。狭義には、精神疾患を持つ人々に対する精神科看護であり、これまで精神科医療で行われてきた精神科看護である。近年、疾病構造の変化やそれに伴う人々の精神医療に対するニーズによって、さらに精神保健看護の理論や支援技術が必要とされている。WHO 健康の憲章によると「精神保健とは、生物学的、医学的、教育的及び社会的な側面から、よりよい人間関係をつくることにある」と定義されている。しかし、精神は実体がないため容易にとらえることができず、看護の実践は困難である。この不確かなこころをどのように理解すればよいのか、様々な視点から探り精神看護学の機能と役割を理解する。

キーワード；精神保健看護　精神看護　精神科看護　こころとは何か

## 1. 精神看護学とは

　伝統的な家族構造の変化、高度テクノロジー化、物質的な豊かさなど我が国における社会構造の変化は、人々の生活や人間関係に大きな影響を及ぼした。また、職場でのうつ病や高齢化に伴う認知症の患者数も増加し、1990 年以来14 年間連続して自殺者は 3 万人を下らなかった。政府は自殺対策として「自

殺予防総合対策サイト」を開設して自殺を考えるほどに悩んでいる人、自殺しそうな家族を持つ人からの相談を受け付けており、「いのちの電話」は本人はもちろん家族が気軽にこころの問題を相談できる窓口として各地域に開設されている。その結果、2018年は2万598人というデータが公表されている。

こうした時代背景を受け2011（平成23）年、厚生労働省は地域医療の基本方針となる医療計画に盛り込むべき疾病に精神疾患を加えた。精神疾患を、がん、脳卒中、急性心筋梗塞、糖尿病とともに「5大疾病」にしたのである。職場でのうつ病や高齢化に伴う認知症の患者数が増加し、国民に広く関わる疾患として重点的な対策が必要と判断したことがその理由である。こころの問題は我が国における最大の健康問題に発展している。人々は家庭の問題、健康問題、経済・生活問題、勤務問題、男女問題、学校問題など様々な問題に直面している。

一方、現代社会における人々のニーズは、こころの健康問題の解決のため、専門家にこころのケアを求め、まさに、こころのケアの時代といわれている。しかし、人のこころはその実態が明らかでないことから容易にとらえにくく、生活環境や身体的な不調と深い関係をもっているなどからその対応は難しい。また、看護する人もときには自分のこころでさえわからなくなるなど、自分を見失うこともあるなかで個別的なニーズに対応することが求められることもある。こころの健康問題に対応する看護職は専門家として、継続的に心理学や社会学を含む諸基礎的学問を積み重ねることが求められる。

看護学は「新生児から高齢者まで人間の発達段階にある全ての人々の健康問題の理解と健康問題によって発生する生活上の問題に関する支援、併せて健康の保持と増進について研究する学問」である。看護、nursing science は、看護科学と称され自然科学の一分野であるが、「看護学はサイエンスとアートが結びついているという考え方から、人間科学の一分野である」と提言する研究者もいる。

高度専門職者である看護師は、人々の身体的健康、精神的健康、社会的健康を保持し増進することが職務である。看護学の対象は広く人が誕生してから天寿を全うするまでのライフステージというテーマごとに沿って7つに大別され

ているが、看護学の学際化が進んでおり今後さらに細分化が予測される。

　精神看護学は、1951年（昭和26年）保健婦助産婦看護婦養成所指定規則で、教育科目「精神病学及び看護法」実施時間25時間で規定された。しかし、1967年（昭和42年）の規則改正によってこの科目は成人看護学の一部という位置づけとなった。その後、1988年（平成元年）の改正により、専門基礎科目に性の問題が含まれた精神保健が登場した。この時、精神障碍者の看護は各々の教育機関の任意とされ、学校によっては精神障碍者の看護はカリキュラムから消去されたところもある。この間、1953年から1986年には国公立大学4校、私立大学3校で看護教育が開始されたが、一般的にマイナーだった精神看護学は専任の看護教員によって教育が行われるようになった。そして1997年（平成9年）の看護教育カリキュラム改正によって、看護教育の重要な柱の一つになり、看護教育でそれまで成人看護学の領域で行われていた精神障碍者の看護は、これを機に人々の精神的健康への支援と研究が専門的に任され精神看護学と呼ばれるようになった。その背景には前述したような社会現象の変化に伴う人々の精神的な負担への対応が目的である。

　すなわち、精神障碍者の看護のほかに一般の人々のなかに、こころのケアを求める人々が増加したということであり、必要性が論じられたのである。

　精神看護学は、広義の精神看護と狭義の精神科看護から構成された精神保健看護である。明確に区分されておらず、また使い方を厳密に意識化しているものでもないが、精神看護は人のこころのしくみと働きを理解し、各ライフステージにある人々のこころの発達と地域など人々の所属する組織とを関連させ、こころの健康について学び研究する、いわゆるメンタルヘルスから精神障碍者までを含んだ看護である。一方、精神科看護は精神的な健康問題を抱えている人々のこころの健康を取り戻し、健康問題によっておこっているセルフケアの獲得に向けて支援し研究する、すなわち、これまで精神科医療で行われてきた精神科看護である。

　精神看護学の実践は、広い意味では人間が存在するさまざまな場所ということであるが、狭い意味においては医療施設を中心とした看護ということができる。

## （1）精神看護の機能と役割

精神看護学における看護師の役割と機能は以下（図1-1）のとおりである。

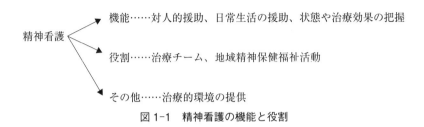

図 1-1　精神看護の機能と役割

## 1）機　能

### ①　対人的援助

　人が他の動物と比べて異なる能力は、心理的・社会的な動機によって行動できることである。人を含む動物の各臓器は外界に適応し、生きていくために機能している。外界に適応し機能することで、自分らしく生きることを目的としたいわゆる自己実現のために生きることが可能である。現時点においては、そうした目的のために中心になって活躍する臓器が脳であると考えられている。詳細なメカニズムは明らかにされていないが、特に脳は外界からの刺激を知覚・認知するとき、外界からの刺激を注意して受け止め、また、入手した刺激を価値判断し行動へ発展している。この時に受けた刺激が喜びや恐れなどの感情に繋がり次の行動への要因となる。快の感情は行動を方向づけることができるが、不快な感情は行動を妨げることに発展する。精神看護学の対象者の特性の一つは、こうした自我機能や精神機能の障害があり、現実世界での人との関係づくりやコミュニケーションがうまくできない場合があることである。特に、精神的に不健康な場合には、十分な対人関係やコミュニケーションの機能を保つことができない。援助においては対象者の自我を補助する関わりや相手の世界に巻き込まれないような関わりが必要とされる。また、対人関係を苦手とするため社会や状況に不適応を起こす者に対しては、モデルを示して対人関係能力の成熟を促すことが援助となる。2つ目の特性は、対人関係やコミュニケーショ

ン障害による、基本的生活技術や生活習慣の習得が不十分となり、日常生活面での問題が発生する可能性がある。3つ目の特性として、極端に自己評価が高いか低いことである。こころが病むと精神症状のほかに、人のモチベーション向上の法則を示したマズロー基本的欲求の階層モデルで示されている、安全の欲求や社会的欲求、自我の欲求や自己実現の欲求などに影響を及ぼすことになる。

　こうした対象者の特性を総合的に考えると、こころを病んでいる人たちは安心を求めているという心理的特性・社会的特性がある。援助にあたっては、安心を贈り続けることが重要で、そのためには人間関係が大きな要素となる。必要な関わりを根気強く継続していかなければならない。

② 　日常生活の援助

　こころが病むと、日常生活に影響を及ぼす。食事の摂取や睡眠、排泄、清潔など一度獲得していた日常生活技能が一時的に失われている者には、補完的な援助が行われる。また、潜在的な問題によって生活習慣が身についていない場合には訓練的な関わりが必要である。いずれにしても、対象者の能力の回復にそった援助を行う。

③ 　状態や治療効果の把握

　看護の機能としては、対象者の状態の把握が求められる。対象者の精神科病院への入院はより細やかな状態観察ができ、アセスメントすることで個人の問題が明らかになり、より細やかな看護に繋げることが可能となる。しかし、入院することによる生活環境や治療環境の変化に適応できないことから、ストレスが発生し治療効果を妨げることも多い。看護師の役割としては、治療効果を妨げない、治療効果を高める環境づくりはもちろん、行われる治療の効果やそれに伴う副作用に最大の関心を向け、必要な援助としてそれらに対処することが求められている。これは、病棟構造や付帯施設、治療プログラムの充実などがあげられるが、こうした視点や看護援助は精神科病院への入院患者のみではなく、外来や訪問看護場面においても同様である。

## 2）役 割

### ①　治療チームとしての役割

　医師・歯科医師以外の医療分野を指して、看護師、薬剤師、臨床技師、作業療法士、理学療法士、臨床心理士、栄養士などを含む職種をコ・メディカル（Co・medical）または、Paramedic 分野と呼び、協働して医療に当たる。対象者にそれぞれの能力を充分発揮することが求められる。

　治療チームでの看護師は、日常業務のなかで対象者の状態を観察し把握したものを、医療チームに伝えていくことの役割がある。また、こころを病んだ人がストレスや精神的問題に対応していくことができるよう、精神看護学領域だけではなく、ほかの看護領域とも協力し合い対応していくことが大切であり、特にリエゾン精神看護師の活動への期待は大きい。

### ②　地域精神保健福祉活動

　かつて、精神障碍者は変わり者、何をするかわからない危険な人として見られていた。現在、精神医療は地域医療へと移行されており精神医療は大きな展開期を迎えている。

　これはこころを病む人や精神障碍者を一人の人間として理解し、尊重して関わっていこうとする現代社会の風潮の現れである。これまで、精神衛生法から精神保健法へ、精神保健法から精神保健福祉法への法律改正が精神障碍者の処遇に大きく影響していると考えられる。こころを病んだ人が気軽に相談を受けられるよう法律の改正が行われ、また、精神障碍者社会復帰施設や、精神障碍者地域生活援助事業などが徐々に増加していることは、精神障碍者が地域で自分らしく生活するための基盤づくりが進んできていると考えることができる。

　また、訪問看護を行う精神科病院が増えており、保健所や地域の精神保健センターで、こころの問題を持った人や精神障碍者に対する支援も行うようになっている。そうしたなか、地域と医療の連携が重要な課題となっている。

### 3）その他

#### ①　治療環境の提供

　患者の安全を守るための役割と機能があり、特に、精神科医療において
は最優先事項である。まず、患者が安心して治療に専念できる環境を提供
することである。特に、転倒や転落、誤薬などは常に存在するリスクとして
挙げられるが、対象者がストレスなどによって治療効果を妨げない、治療効
果を高める環境作りが求められる。例えば、病棟の構造や付帯設備などハー
ド面での環境整備、医療チームや治療プログラムの充実などソフト面での
環境整備などがあげられる。

　ここでは、治療環境が入院患者の実社会を営むうえでのモデルとして機
能する場合があることを知っておくことは重要である。患者同士、患者 ─
看護師関係、医療関係者の関係など、対人関係場面の設定と援助、日常生
活場面の設定と援助が行いやすい環境づくりが求められる。

## 2.　こころとは何か

　こころとは、一般的に精神（スピリット sprit）、考え（マインド mind）、
感情（ハート heat）などの総体で、人間の意志の決定や行動を決定する中心
にあるものと考えられている。人間は喜びや怒りや悲しみや楽しさを受け止
めることが出来、喜怒哀楽として表現するが人々はそれを「こころの表現」と
呼ぶ。こうした人間の喜怒哀楽の表現は環境によって変化し、それはこころに
よって抑制されたり行動が方向づけられたりすると考えられている。

　それに反し「ロボット」は人間と同じ行動が出来るようつくられているが、
人間と同じような表現ができるだろうか。それは否である。ロボットは人間
の、特に工場などで物の生産や特に医療現場においては、行動観察など人間の
補助的役割を担っており、時代とともにロボットの活躍と役割は期待されてい
る。しかし、どんなに精密に設計されても人間の持つこころを表現することは
できない。ロボットは人間とこころを通わせることはできない。

　一方、人間のペットである「猫」や「犬」、家畜の「馬」や「牛」や「豚」

は何を考えているのだろうか。ペット（pet）は愛玩を目的として飼育される動物で、伴侶動物とも呼ばれる。内閣府の国民生活白書によると（2016 年）、家庭で飼育されている犬は約 9,878 千頭、猫は約 9,847 千頭である。家族の一員であると認識しつつ、飼い主は孤独の解消やこころの癒しを求めているという。また、世話をすることによって子どもの健全なこころを育てることも明らかにされている。しかし、国民生活センターの情報によると、人もペットも高齢化が顕著になりペットの譲渡を希望している飼い主が増加しているという。

　筆者は高速道路や一般道路で、家畜を乗せたトラックと並行して走行することがある。運ばれている家畜は一点を凝視し、声を出すこともなく（あるいは発しているかもしれないが…）乗せられたまま目的地へと向かっている。ある牧場主から興味深い話を聞いた。「セリ市に連れていく当日涙を流す家畜がいる」というものである。飼育者と家畜との間にこころが通い合っていたということであろうか。生まれた土地で、慈愛を持って育ててくれた人と生涯を終えたいと願っているのではないだろうか。

　また、岩手県の遠野市に古くから語り継がれている民話がある。飼い主の娘と馬が夫婦となった「オシラサマ」である。東北の民間信仰として知られるようになった「オシラサマ」は、貧しい百姓の娘と馬が愛し合い夫婦になった。そのことを知った父親が桑の木に馬をつり下げて殺すと、娘がそれにすがって泣くので、父が怒って馬の首を切り落とすと、娘はその首に乗って昇天してしまったという話である[1]。語り部によって語り継がれているが、結末は、神像の作製と庭の臼の中に白い虫がわいていたという。いわゆるオシラサマは養蚕の神、眼の神、女の病を祈る神、子どもの神として信仰されていくのである。話の内容から少女と馬は会話はないがこころを通い合わせたと考えることができる。

　また一時期、植物に話しかけると植物の成長が促進されると報道され話題になったことがある。水をやりながら「のどが渇いたね、たっぷり飲んでね」「可愛いね、きれいだね」など声をかけるとさらに美しく花開くというものである。ジャン＝マリー・ペルトはその著書『植物たちの秘密の言葉』で「植物は植物に固有な感受性を持っており、人間とコミュニケーションする可能性を持って

いる」と述べている。

　私たちがこころを通い合わせるとは、すなわちコミュニケーションができるということであろう。精密な機械であるロボットと対照にペットや家畜は目つきやしぐさでこころを表出し、人間はことばを使いこころを通い合わせる。その時、言葉の受け手のことを考えて言葉を発することができるが、そこには環境に適応できる人間の関わり方の特徴と、柔軟的で多様性を持った型にはまらない関わり方ができる人間の素晴らしい能力が発揮される。こころはこうした能力を表出できる源であると考えられている。こころはつかみどころのない不確かなものではあるが、人のこころを深く理解するためには、こころとはどのようなものかを知る必要がある。

　しかし、現在こころは、さまざまに推測されながら不確かな概念の枠組みのなかでとらえられている。

## （1）　こころは交流するために判断をする仕組みである

　ここでは石田勝正の論じる「心とは何か？」の考え方を見てみよう。

　石田は、こころの構造は遺伝子としての記録である本能と、思い出そうとしても思い出せない潜在記録、思い出そうとすると思いだすことができる表在記録の三層構造に並んでおり、こころの発達は、本能、潜在記録、表在記録の順に行われると説明している。また、こころの中身は無数の判断基準から成っており、自分の体験と本能をもとにして自作されると説いている。

　そして、「心とは交流するために判断をする仕組みである」と結論付けている。この交流とは、自分以外の外部の人や物のことを指し、第一に動物や植物、山や海、太陽や星、音や光、香りなどとの交流であるといっている。一方、自己の内部との交流とは、考える、思い出す、悲しむ、喜ぶなどの活動をあげている。「人間一人ひとり交流するために判断するのがこころの仕事であり、その判断をどのようにするのかの判断は、本能と体験して学習したことが判断基準となる」と説いている。

## （2）「情」とは何か、「こころ」とは何か

作家の五木寛之は著書で「特に日本人の持つ情はこころと深い関係がある」と論じている。以下に彼の論述を紹介する。

> 21世紀には、経済のシステムや科学の先端技術よりもっと大きな精神文化として、シンクレティズム　syncretism（違った背景をもち、互いに異質の宗教や哲学的・神学的立場を妥協させようとする行為またその結果をいう。混淆主義。）とアニミズム animism（生物・無機物を問わないすべてのものの中に霊魂、もしくは霊が宿っているという考え方。精霊信仰。）の新たな出番があることだろう。それによって、日本は、世界に対して寄与することができるのではないかと考える。また、「隠れ念仏」や「隠し念仏」のように、かつての日本人がひとつの信仰の共同体をきづいていたことも知った。そこには、個人と個人を結びつけている強い絆があった。しかし、一方では、そうしたものが次第に失われつつあるのも現実である。今日本人をつなぐ絆はいったいどこにあるのだろうか。
>
> 何度もくり返していうように、やはり、それは『情』というものだと思う。万葉集の中ではときに『情』という字が『こころ』という言葉に当てて使われている。『情』は『こころ』を意味している。しかし、『情』は戦後に否定された最大のものでもある。日本人は、じめじめした古くさい人間関係を排除して、合理的で効果的な渇いた社会をつくろうと努力をしつづけてきたのだった。
>
> 年間3万人以上もの自殺者がでるという日本の現状は、こころの乾きそのものだろう。凶悪犯罪が増えるのも、自殺者の増加と同じ理由にほかならない。つまり、人間の命が軽くなってしまったのだ。こころが水分を失って乾ききってしまったのである。最近、NPO団体がアフガニスタンに井戸を掘りにいっているが、乾いているのはアフガニスタンの荒野だけではあるまい。私たち日本人のこころにこそ、井戸を掘らなければいけないと思う。
>
> 『日本人のこころ6』[2) 五木寛之著　講談社　2002

●仲間と考えてみよう

作者の言う日本人の情はこころと関連があるのだろうか。また、自殺者の増加は日本人の「情」の希薄さによって失われたこころの乾きと関連があるのだろうか。

## 3.　こころの発達を学ぶ

　近代になって、子どもは大人を小さくしたものではないといわれるように
なった。人は心身の成長過程で量的に大きくなるだけではなく質的にも成長を
遂げている。人はそれぞれ生育環境なり、資質の違いもある一方で共通する一
面も持っている。こころの発達を学ぶ目的は、こころの生い立ちを見ること、
標準的な発達の知識を学修すること、援助者としての自分自身のこころの生い
立ちをよく認識したうえで援助される人と向き合うことである。

### （1）　こころの発達の原則
　子どもは生育環境や生まれつきの資質が異なるため多様な発達を示すもの
である。しかし、その反面かなり共通した側面も認められ、一般的に発達の原
則と呼ばれている。
　以下にあげる原則は子どものこころを理解するうえで重要だといわれてい
るものである。
　①　発達には順序がある。
　　一人ひとりの発達は早い・遅いなど差が見られるが、単純から統合へと
　一定の順序性が認められる。例えば、言語の発達や歩行・移動において認
　められる。
　②　発達は連続的で斬新的である。
　　時期によって発達の速度が緩やかであったり急であったりと変化がみら
　れる。例えば、身長が急激に伸びる時期があったり骨格ががっちりと成熟す
　るなど、波動のような変化がみられるが発達は常に継続的な過程である。
　③　発達には一定の方向と型がある。
　　身体の発達を見ても明らかなように、頭部から四肢などの抹消へ、身体
　の中心から抹消部へと充実していく。このように発達は一定の方向とパター
　ンが認められる。

④　発達には個人差がある。

　すべてのこどもが同じ速度で発達していくのではなく個人差がある。個人差に影響を与える要因は遺伝的な素質や生育環境であるといわれている。個人差は成人に達するまで認められるが、発達が早い遅いで優越を決めるべきではない。

⑤　発達には男女の差がある。

　生物学的な性差による発達の相違が認められる。身長や体重では、男子より女子の発達が著しいが、筋力においては男子が勝る。

⑥　発達に影響する要因に遺伝的素質と学習体験がある。

　発達は個人の持つ素質と環境が関連し合って起こる。援助者は個として素質の理解とともに養育環境との両方への理解が必要である。

## （2）　日本人の道徳とこころの発達

　人のこころはどのようにして発生したのかを考えるとき環境に影響を受けているということがいえる。乳児から幼児期にかけての子どもは、養育者である母親と信頼関係を結ぶことによって、発達を継続することができるのであり、大人がどのように関わるかによってその発達は異なる。また、育てられる周囲の生活環境は子どものこころに大きく影響を与える。

　新渡戸稲造は、日本人の考え方や習慣を『武士道』に著した。武士道に見る日本人の国民的性格とは、ものを言わずに耐え悲しみや苦しみを控えることであり他者の喜びや静隠を損なってはいけない、こうした文化を基盤に日本人としてのこころは形成されると説いている。

　『武士道』は、明治32（1899）年にアメリカ・フィラデルフィアの書店から出版された『BUSHIDO The Soul of japan』が原題である。英語で書かれたが数年のちに、ドイツ語、ポーランド語、フランス語、ノルウェー語、ハンガリー語、イタリア語、ロシア語に翻訳され海外で注目を集めた。当時の日本は日清戦争に勝利して世界中が日本人に注目していた時期であり、『武士道』は意識と行動を知ることすなわち、日本人のこころを知る近道であると考えられたことが推測される。我が国では明治33年に英語で出版され、それから9年

後の明治41年に翻訳された『武士道』の出版が最初である。

　本書は、戦下時における国民の覚悟というようなニュアンスで受け取られ、日本に実在した「武士」という身分に属する者たちの規範や倫理について述べたものであるというとらえ方をされているが、「実は『日本（人）の魂』（The Soul of Japan）という副題から推測されるように、日本人の拠って立つ道徳意識や思考方法というものを、つまりは日本の文化というものを、さまざまな事例をあげながら明らかにしたもの」[3] といわれている。

　新渡戸が『武士道』の執筆を思い立った動機は、ドイツに留学した当時ベルキーの経済学者で法律学者のド・ラブレー教授の一言であった。その時のラブレー教授とのやりとりを以下のように記述している。

　　　「日本の学校では宗教教育がない、ということですか」と尋ねられ、彼はさらに「宗教がない、道徳教育はどうやって授けられるのですか」[3] と繰り返した。

　キリスト教文化圏に生きるド・ラブレー教授にとっては当然の問いであるが、新渡戸にとって驚異であり即答に困ったのである。日本に生きてきた新渡戸にとって考えたこともない問題であったが、自分が少年時代に学んだ道徳上の戒めは学校で教わったものではない。何から学んだのだろうかと長い間自問自答したのである。そして、正邪善悪の観念を吹き込んだ要素を分析してみて、それが「武士道」であったと気が付いた。

　つまり、この正邪善悪の観念を「こころの生い立ちの初期」と解釈することができるのである。新渡戸が考える「武士道」とはどのようなものであろうか。語句の意味で言えば、戦う騎士の道、すなわち戦士が日常生活上守るべき道を意味するのである。言い換えると「戦士の掟」つまり、戦士階級における「ノブレス・オブリージェ　noblesse oblige（高貴な身分に伴う義務）」のことである。武士が高貴な身分であるということは、武家政権に始まった鎌倉幕府の中世封建制の時代に「御恩と奉公」の主従関係が成立し、その頂点に将軍が存在したことにある。その原点になったのが、仏教、神道、儒教の3つであると新渡戸は論じている。

　「仏教は、運命に対する穏やかな信頼や避けられない事柄を心静かに受け入

れ、危険や災難を目にしてもストイックに落ち着き、生に執着せず死に親しむこころを持つ」「神道は、主君に対する忠、祖先への崇拝、親への孝、これによってサムライの傲岸不遜な性格に謙譲の精神が生まれた」「儒教は、倫理的な孔子の教えが、為政者として役割を武士に与え合理的な思考方法をとる思想を生みだした」。[3]（引用：山本博文）

『武士道』は日本人の行動原理が示され倫理観が強調されている。正しさ、強さ、優しさ、正直さ、他人に対する思いやりなどについて論じるなかで、日本人の持っている道徳心をどのように育てるのかを示している。当然、新渡戸の著書に限ってではないが、日本人のこころは日本の文化のもとで日本人の手によって育まれてきたことで、日本人としてのアイデンティティが確立されてきたといえる。

## 4. 日本文学にみるこころ

夏目漱石『こころ』
《あらすじ》
登場人物は、「私」「先生」「奥さん」「K」である。

私は、夏休みに海へ避暑に来ていた。そこで偶然、働かずに親の遺産で食べている高等遊民である先生と知り合う。先生は私と同じ東京帝国大学文科大学（文学部）の卒業生であった。ある日私は先生のお宅にお邪魔すると、先生は親友Kのお墓参りに行っていた。先生の過去を知りたい私に先生は、「私の過去をなぜ暴きたいのですか」という。

奥さんにさえ知らされていない先生の秘密を、田舎に届いた分厚い手紙によって知らされる。それは先生の遺書であった。先生は親友と一人の女性をめぐって争ったあげく、その争いに敗れた親友のKは自殺してしまう。奥さんはその時の女性で、先生とKの下宿（部屋を借りて住むこと）していた先の娘さんであった。Kが娘さん（現先生の奥さん）に好意を持っていることを打ち明けられたとき、先生は娘さんの母親に「娘さんを私に下さい」と話して結婚の約束を交わした。しかし、先生はKにそのことを話さず、Kに話したのは

娘さんの母親であった。その晩、Kは自殺した。当時好きでもなかった奥さんをKに対抗して取り合って、Kよりも先に奥さんに打ち明けて恋人にした自分を利己主義者であり、これから明治という時代が終わるのと同時に自殺すると書いていた。

●仲間と考えてみよう

なぜ「こころ」というテーマにしたのだろうか。時代背景や作者の心情を、考えてみよう。

### 引用文献

1)　石井正己『遠野物語の世界』河出書房新書　2000。
2)　五木寛之『日本人のこころ6』講談社　2002。
3)　山本博文『武士道　新渡戸稲造』NHK出版　2012。

### 参考文献

石田勝正『心って何だろう』麗澤大学出版会　2000。
小嶋秀雄『心の育ちと文化』有斐閣　2001。
中西進『情に生きる日本人』ウェッジ文庫　2013。
中西進『日本人の忘れもの1』ウェッジ文庫　2007。
中西進『日本人の忘れもの2』ウェッジ文庫　2008。
中西進『日本人の忘れもの3』ウェッジ文庫　2008。
ジャン＝マリー・ペルト『植物たちの秘密の言葉』工作舎　1997。
坂田三允『心を病む人の看護』中央法規　1995。
松下正明『精神看護学』医学芸術社　2006。
瀧川薫『精神看護学』オーム社　2007。
遠藤博久『精神看護学』医学芸術社　1998。
太田保之『精神保健』医歯薬出版株式会社　1998。
神郡博『精神保健』看護の科学社　2009。
兵藤哲雄「最近のペット事情」国民生活6（57）、1-4、2017。
夏目漱石「こころ」角川文庫　2000年。

# 第 2 章

# 精神の健康のとらえ方

　精神の健康をとらえるには、前提として"精神とは何か"や、"健康とは何か"を理解しておかなければならない。また、「精神」と「身体」の関係を把握しておくことも大切である。そのうえで、「精神の健康」とはどのような状態なのか、どのような過程を経て精神は成熟していくのかを見ていく。

キーワード：心身一元論、心身二元論、平均概念、価値概念、適応概念

## 1.「精神」って何だろう？

### （1）「精神」を表す言葉
　英語圏で「精神」を表す言葉というと Mind、Mental、Heart、Spirit、Soul などが挙がる（表2-1）。これらの言葉は、日本においてもたいして珍しい言葉ではないように思う。このように英語圏の人は、ニュアンスや意味合い

表2-1　英語圏において「精神」を表す言葉と意味

| Mind | 心、精神、思考、意志 |
|---|---|
| Mental | 心の、精神の、精神衛生 |
| Heart | 心臓、心、気持ち |
| Spirit | 精神、心、霊魂　　　→ Spiritual |
| Soul | 魂、精神、心 |

（グランドコンサイス英和辞典、2015）

が異なる"精神"を区別して表現し、使っているということが想像できる。

　日本においてはどうだろうか。「精神」を辞書でひいてみると、「人間の心、心の働き」と説明されているほか、「物事に対する心の持ち方、気構え」「（物質・肉体に対して）心・意識・霊魂」といった意味もある（大辞泉第3版、2015）。心、気構え、意識、霊魂とニュアンスによる違いは日本でもみられるが、日常でよく使われるのは「心」という言葉であろう。「心」を辞書でひいてみると膨大な説明文が見つかる。簡単にまとめると、「心は人間の体の中にあって、広く精神活動をつかさどるもとになると考えられるもの」となる。つまり、精神活動をつかさどるものの1つが「心」であるといえる。「精神」は「心」と表現されることも多く、精神と心を同じ意味として扱われることも少なくない。

### （2）精神はどこにある？

　「こころはHeartにある！」とかっこよく言いたいところだが、残念ながら精神の活動や現象は、脳の活動によって行われることが明らかにされている（図2-2）。精神活動の中心となるのは大脳皮質と大脳辺縁系である。したがって、精神は大脳皮質と大脳辺縁系にある、ということになるのであろうか。

　しかし、多くの人は、嬉しい時には胸がドキドキし、悲しいときや苦しいときには胸がギュっとなったことがあるのではないだろうか。そんな体験をした人は、こころが脳にあると言われても、「こころはHeart（心臓）にある！」と思ってしまうのである。

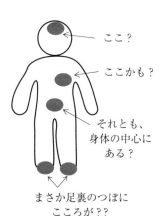

ここ？

ここかも？

それとも、身体の中心にある？

まさか足裏のつぼにこころが？？

図2-1　こころって、どこにある？

| 大脳皮質 | 知覚、随意運動、思考、推理、記憶など、高度な精神活動を担当 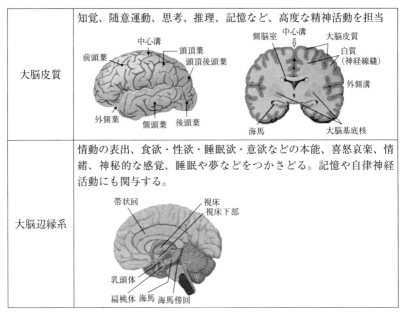 |
|---|---|
| 大脳辺縁系 | 情動の表出、食欲・性欲・睡眠欲・意欲などの本能、喜怒哀楽、情緒、神秘的な感覚、睡眠や夢などをつかさどる。記憶や自律神経活動にも関与する。 |

図 2-2　精神活動の中心となる部位の構造と役割
Akira Magazine「大脳皮質」「大脳辺縁系」(2015.2.2. 検索)
http://www.akira3132.info/cerebral_cortex.html
http://www.akira3132.info/limbic_system.html

## （3）「精神」と「身体」の関係

　上述したように精神活動を行っているのは脳だとすると、脳は身体の一部であるので、精神も身体の一部ということになる。この「精神」と「身体」の関係については、宗教や哲学において紀元前から議論されてきた。いわゆる"心身問題 Mind–body problem"と呼ばれる。

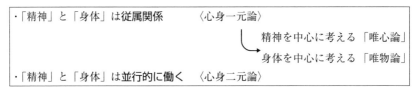

図 2-3　心身一元論・心身二元論の概要

　この"心身問題"という議論において、中心となる捉え方は大きく2つある。1つは「精神」と「身体」を従属関係とみる〈心身一元論〉、もう1つは「精神」と「身体」は並行的に働いているとみる〈心身二元論〉である。また、〈心身一元論〉は更に分類されており精神を中心に考える唯心論、身体を中心に考える唯物論がある（図2-3）。

### 1）心身一元論

　「精神」と「身体」が従属関係にあるというのが心身一元論であり、人間の精神と身体は繋がっているという捉え方である。日本における心身一元論は、禅道における「心身一如」「身心一如」に由来するともいわれている[1]。心身一如とは、精神と身体が一体になる、つまり、心の働きと身体の働きが一体になることであり、東洋医学の考え方と関係が深い。

　また、メニエール症候群、本態性高血圧症、緊張型頭痛といった疾患は心身症とも呼ばれる。心身症は診断名ではなく、その発症や経過に心理・社会的因子（精神）が大きく影響した結果、至った病態や症状を総称した言葉である。この心身症の治療や回復を目指す心身医学は心身一元論に立脚するとされる[2]。つまり、精神と身体の両方にアプローチするものだからである。

### 2）心身二元論

　「精神」と「身体」は並行的に働く、つまり、人間の精神と身体は別のものとして捉えるのが心身二元論である。

　デカルトは「人間とは何か」という問いに対して、自然科学の立場から考えた。当時、自然科学では解剖学が盛んになり、身体そのものが対象となった。一方、精神は自然科学では捉えきれなかった。そこでデカルトは自然科学の対象としての「身体」と、哲学の対象としての「精神」とは別物だと結論づけた。ただし、ここで注目すべきは、「精神」と「身体」を別物と捉える一方、人間としてあるためにはどちらも必要ということも主張している点である。デカルトは音楽を聴いて感動するのは「精神」であるが、音楽を知覚するには耳という器官（身体）が必要と考えたのだ。デカルトが残した「我思う、ゆえに我あり」という名言からも、そのことがうかがい知れる。これは、「"私"は、考えるから"私"なのである。たとえ身体があっても、"考える私"がいなけ

れば"私"ではなくなる」というような意味である[3]。デカルトにとっては、どんなに立派な「身体」があっても、「精神」があってこその人間ということを論じているのである。

　また、「精神」と「身体」を分けるという捉え方によって、医学が発展してきたという側面がある。心身二元論の思想を持つレオナルド・ダ・ヴィンチは、当時認められていなかった人体の解剖を行った人物である[4]。ダ・ヴィンチは"精神と身体は別物である、身体を汚しても、その人の精神や神への冒涜とはいえないだろう"といった考え方のもとに、「精神」と「身体」を別物であると定義して「身体」にメスを入れたのである。

　一方、「精神」と「身体」を別物とすることで、2つの側面から人間の全体像を理解しようとする見方も生まれた。こうした2つの概念を対立させる方法は、物事をとらえるうえで有効な方法ともいわれている[3]。

　しかし、「精神」と「身体」を別物と捉えると、関連を説明できない場合がある。例えば、恥ずかしさで顔が赤くなる、ストレスで胃潰瘍になる、失恋して食欲がなくなる、などである。「精神」と「身体」が別物だとすると、これらの事象を説明できなくなる。

　　◆看護に置き換えて考えてみよう◆

　「精神」と「身体」を別物とするなら、清拭の目的である身体の清潔にのみ注目して実施してよいということである。つまり、患者の清拭は無言で行ってよいということになる。しかし、無言で行う清拭と説明や体調を伺う会話などをしながらする清拭とでは、患者に及ぼす影響は全く異なってくる。説明や会話は、患者に安心と安全と、快の気持ちを同時に体感してもらうことになる。したがって、看護師は身体的なケアとともに精神的なケアを行わなければならない。

### 3）　現代における「精神」と「身体」の関係

　ここまで述べてきたように、心身二元論に基づいた近代西洋医学は、人間をさらに深く解明しようと「身体」に対する追求をしてきた。臓器 → 組織 → 細胞 → 遺伝子（DNA）といった具合に、「身体」の解明は細分化され、深まってきたのである。このような方法によって、「精神」と「身体」の関係は科学的に解明されつつあるが、実は未だに明らかにされていないことのほうが多

い。また、近年は「心脳問題」という新たな捉え方も出現している。これは、「心の状態やプロセスとは、脳の状態やプロセスそのものだ」という考え方である。いずれにしろ、今後も "心身問題" は議論されていくことだろう。

## 2. 健康とは

### (1) 健康の定義

「健康」と言った時、あなたは何の健康だと思うだろうか。たいていは、心や身体の健康と思うだろう。「健康だ」と判断する時、心と身体の両方の健康が必要だろうか。また、心または身体のいずれかが健康であれば「健康である」と言ってよいだろうか。

WHO憲章では、その前文の中で「健康」について定義している（表2-2）。これによると、肉体的・精神的・社会的の側面において満たされた状態を健康とするとある。健康を定義するうえで、"病気がない" "弱っていない" ことは、必要事項ではないということである。したがって、病気があっても、弱っていても3つの側面において満たされていれば、健康だといえるということである。

表2-2　WHOによる健康の定義

> Health is a state of complete physical, mental and social well-being and not merely the absence of disease or infirmity.
>
> 健康とは、病気でないとか、弱っていないということではなく、肉体的にも、精神的にも、そして社会的にも、すべてが満たされた状態にあることである（日本WHO協会訳）。

### (2) 「健康」と「健康ではない」、「ふつう」と「ふつうじゃない」

「健康」「健康ではない」と判断する時には、何らかの基準（ものさし）が必要になる。ほかにも、「普通」「普通ではない」を決める時も、「正常」「正常ではない（異常）」と判断する時でも、意識せずとも、やはり基準に基づいているものである。

　身体的側面について考えてみよう。健康診断などの検査結果表の多くは、"基準値"と"判定"の欄を設けている。基準値には正常範囲の数値が書いてあり、判定の欄にはそのランクが記入してある。判定のランクは業者により異なるが、例えばＡ：異常なし、Ｂ：軽度異常あるが日常生活に支障なし、Ｃ：日常生活に注意、要経過観察、Ｄ：要治療、Ｅ：要二次検査、といったものである。このように、状態を分類する場合には基準があり、それに基づき分類しているということである。さて、上記のランクで考えてみると、どこまでが「健康」といえるだろうか。単純にＡ（異常なし）のみが「健康」だろうか。Ａ～Ｂまで、Ｃまでだろうか。それとも、入院していない限りＤやＥも「健康」に含まれるのだろうか。このように、基準値があってもなお、どこまでを「健康」とするか判断に悩むのではないだろうか。

　次に、精神的側面について考えてみよう。上記の例のように"基準値"を決めることは可能だろうか。また、何（どんな項目）について基準を考えたらよいのだろうか。

　例えば、同じクラスの中で１人だけ皆と異なる行動をとっている人を見ると、「ふつうじゃない」と思ってしまうことがある。この時の「ふつう」というのは、大多数の人がとっている行動を「ふつう」と基準づけしているためである。したがって、皆と同じ行動をとっていない人が「ふつうじゃない」ということになる。しかし、本当に皆と同じ行動をとることが「ふつう」なのだろうか。違ってはいけないのだろうか。また、目の前で常識では考えられないような言動の人を見ると、「あの人は変だ（異常だ）」と思うかもしれない。その時、他者の不思議な言動を見て、何に「異常」と感じたのだろう。

## 3.　包括的な視点で人間を捉える

### （１）　メディカルモデルからバイオ・サイコ・ソーシャルモデルへ

　心身二元論に基づいた近代西洋医学は、人類に多大なる貢献をしたといわれている。例えば麻酔手術、細菌やウィルスの発見、抗生物質の開発、高度医療機器の開発など、医療における進歩は著しい。この西洋医学の中心となるメ

ディカルモデルでは、「病気は身体の様々な部分の機能障害の結果である。つまり、病気は生物学的基準により診断されるもので、そのような病気がない状態は健康な状態」と解釈できる。しかし、メディカルモデルが焦点をあてるのは「病気・症状」であり、最終目的は病気の治癒 Cure である。そのため、治癒する見込みのない病気を持つ人は、対象から外されることになる。Dubos は、メディカルモデルは生物体として人間の身体を理解するかを示しているが、それは同時に、人間の全体 ── 例えば、心理的、文化的、社会的側面 ── を考慮しない見方を提示したと批判している [5]。実際に、メディカルモデルでは全ての病気や状態を説明できないことがある [6] のである。

　バイオ・サイコ・ソーシャル（生物学的・心理学的・社会的）モデル bio-psycho-social model は、このようなメディカルモデルに挑戦するモデルとして G. Engel によって提唱された [7]。バイオ・サイコ・ソーシャルモデルが焦点をあてるのは、「病気を持つ人」であり、その最終目的はあらゆる人間の価値と尊厳を主張し、各個人の持つ発達への可能性を生涯を通して最大限に実現することである。

## （2）　ホリスティック医学、代替療法、総合医療

　身心二元論やメディカルモデルに基づいた西洋医学を見直そうという動きの中から生まれたのが、ホリスティック医学である。その具体的な治療手段として利用されてきたのが代替療法と呼ばれる非西洋医学的医療である。この代替療法を西洋医学領域で取り入れたものを総合医療と呼んでいる。

　①　ホリスティック医学 holistic medicine

　　ホリスティックは全体的・包括的と訳されるが、ここでいうホリスティックとは、心と身体の問題をバイオ・サイコ・ソーシャル（生物学的・心理学的・社会的）な包括的視点で考えることを指す。ホリスティックケアの目的は、クライアント（患者）の自己治癒力の向上である。そのアプローチは、Mind（心）・Body（身体）・Spirit（魂）など全体に働きかけるものである。

　②　代替医療 alternative medicine

　　西洋近代医療において、インド医療のアーユルヴェーダや漢方・中医学

などの伝統医療やホメオパシー、カイロプラクティックやナチュロパシーなどの新興医学を取り入れる際に、西洋近代医学の"代替"として呼称されているもの。

③　統合医学 integrative medicine

　西洋医学と代替療法の統合したものをいう。西洋医学は感染症や救急疾患に対しては有効性が認められている。一方、代替医療は慢性疾患や予防医学に、大いにその効力を発揮するとされる。そこで、西洋医学において代替療法の有用性を認め、それらを積極的に取り入れ、有効な治療を提供しようとするもの。


## （3）　バイオ・サイコ・ソーシャル（生物学的・心理学的・社会的）な視点とは

1人の人間を理解しようとした時、バイオ・サイコ・ソーシャルモデルでは、3つの側面から観察する。それぞれの側面に含まれる事項を見てみよう。

①　バイオ bio（生物学的）な視点

　身体の状態、遺伝的特徴などが含まれる。

アプローチ方法：疾患の診断、経過観察、投薬、リハビリテーションの指示
　　　　　　　　など。

②　サイコ psycho（心理学的）な視点

　本人の思考や感情の傾向のほか、周囲の人間（家族やパートナーなど親しい人）の思考や感情の傾向なども含まれる。

アプローチ方法：本人や家族の心理的サポート、対人関係に関するサポート、認知のゆがみの修正など心理的ワークの提供、ストレスコントロールに関する支援など。

③　ソーシャル social（社会的）な視点

　置かれた社会や文化の状況、社会参加や日常生活の様子、社会的関わりの状況などが含まれる。

アプローチ方法：社会参加に向けたサポート、本人や家族の日常生活に関する支援、社会資源の提供、地域における居場所（デイケア、

自助グループなど）の提案など。

## （4）　こころの問題を抱える人をバイオ・サイコ・ソーシャルな視点で観察してみよう

　こころの問題を抱える人の事例を読み、3つの側面から理解するということを体験してみよう。

◆うつ病の A さん

　A さん、45 歳、女性、うつ病。身長 150cm、体重 40kg。介護していた実父が亡くなった後から、心身共に変調をきたす。家事ができなくなり、疲れやすい。抑うつ、意欲低下、不眠、不安感などを訴え、外来治療を開始したが、「死にたい」との発言があるなど自殺念慮が出現したため、入院となった。治療方針は、薬物治療と心身の休息としている。入院後も自殺念慮あるが、実際に行動化はしていない。食事摂取量は少なく体重も 1 年前に比較し減少しているが、血液データに異常がないなど著明な影響はみられない。睡眠薬を使用しているが、充分な睡眠が確保できていない。洗面や入浴・更衣などの清潔行動は、促しや介助があれば自分でできている。医療スタッフとの意思疎通は問題なくできるが、自ら話しかけてくることはない。行動制限は家族のみ面会可、外出は医療者・家族同伴の場合は可となっている。病前性格は、世話好きで完璧主義。

① 　バイオ bio（生物学的）な側面
　・自傷行為のリスク
　・睡眠障害
　・食欲不振
　・うつ状態、および睡眠障害に対する薬物療法の効果と副作用
　・セルフケア行動は促しがあれば自分でできる
　・体型はやせ傾向にあるが、器質的な異常はみられない

② 　サイコ psycho（心理学的）な側面
　・不安感の増強
　・意欲低下

　　・感情の自己表出不足

　　・衝動コントロール不足

　　・受動的コミュニケーションはできる

③　ソーシャル social（社会的）な側面

　　・本人および家族における病気の理解不足

　　・家庭役割の過重な負担、家族との連携不足

　　・退院後の社会生活に関する検討

## 4. "精神の健康"を捉える諸概念

　精神が健康であるかそうでないか、または、精神的に正常なのか異常なのかという境界線を決めることは、とても難しい。身体的側面のデータのように、客観的な指標を用いて精神的側面の正常と異常を区別するということになると、より困難となる。また、精神的側面の正常と異常を区別することで、差別や偏見を助長するといったデメリットも考えられる。しかし、本人や周囲が苦痛や困難を感じ、社会的に不利益を受けているような場合は、その問題を特定して適切な治療や援助をすることが望ましいのではないだろうか。そう考えると、（ケースにもよるが）精神的側面について正常かそうでないかを判断することが必要な時もあるということになる。

　一般的に、精神の正常と異常を判断する場合、常識感覚などからの逸脱度（ズレ）や、統計学的処理に基づく平均的な人格像や心理状態からの逸脱度（ズレ）をみる。いずれにしても相対性が強いといえる。精神医療における、「正常」と「異常」を判断する基準は、主に4つある（表2-3）。

### （1）平均概念

　集団のなかで平均的な行動・思考・価値観を持つ人を標準的として、そこからの逸脱度（ズレ）が大きくなるに従って「異常」とする考え方。ただし、どのような集団を標本にして平均を決めたかによって、正常とされる標準範囲は変化する（相対的）。

表 2-3　“精神の健康” を捉える諸概念

| 概念名 | 基準 | 異常か正常かの判断 |
|---|---|---|
| 平均概念 | 集団のなかでの平均的な行動・思考・価値観を持つ人を標準とする。 | 標準からの逸脱度（ズレ）が大きくなるに従って「異常」とする。 |
| 価値概念 | 所属する社会における合理的な理念（法・倫理・慣習・伝統・常識）を守るべき規範であると意識できる者を標準とする。 | 規範からの逸脱度（ズレ）が大きくなるに従って「異常」とする。 |
| 適応概念 | 所属する社会・共同体・集団に適応している状態を正常とする。 | 適応できずに社会的活動を行えない不適応状態を「異常」とする。 |
| 疾病概念 | 病理学的知見や医学的診断基準を前提として行う医学的検査や問診により、病気か否かを判断する。 | 病気と診断されれば「異常」とする。 |

　例えば、満員電車の中で一人大声を出して騒いでいる人がいるとする。平均的に考えて、満員電車の中では騒がないことを「普通」とすると、その人は “平均的言動からは逸脱している” と判断できる。

　また、知能検査を例にしてみよう。平均を IQ100 とし、IQ80 〜 120 が正常域とされている。平均概念の見かたで判断すると、平均域にない IQ70 や IQ130 は、どちらも「異常」ということになってしまう。しかし、実際はどうだろうか。IQ の高低よりも、日常生活や社会的活動において目立った問題がなければ、問題視されないことが多い（この場合、いわゆる “価値概念” で判断されている）。

　この平均概念においては、対象としたサンプル、データ抽出の偏りや調査範囲の規模の大小、有意性の判定に一定の主観性も入ることなどから、統計学的判断にみえても相対的な面があることを認識しておく必要がある。

## （2）価値概念

　所属する社会には、“合理的な理念”（法・倫理・慣習・伝統・常識）がある。その理念を守るべき規範であると意識できる者を「正常」とし、規範からの逸脱度（ズレ）が大きくなるに従って「異常」とする考え方。一般に、基準

とする理念や社会規範は、所属する文化圏（国）・共同体において大多数が承認しているものになっている。それゆえ、その組織やコミュニティ、国や文化の違いにより価値（理想）は異なるため、それに照らし合わせた「異常」という判断は相対的なものである。

　この価値概念は、慣習や道徳、社会通念、世論・常識といった非論理的なものに基づく"生活的判断"と、法律や理論モデルにおける善悪判断など論理的根拠に基づく"理論的判断"に分類できる。

　例えば、「人を殺してはいけない、人のモノを盗んではならない」といった、多くの国（文化圏）にも共通する普遍的妥当性の高い社会規範を遵守できない場合、異常と判断される。


## （3）適応概念

　所属する社会・共同体・集団に適応している状態を「正常」とし、適応できずに社会的活動を行えない不適応状態を「異常」とする考え方。環境に適応できないことで本人が苦痛を感じたり、経済的破綻や社会的孤立などの問題が発生したりすることなどで、適応しているか否かという点に焦点があてられる。本人や周囲の人間が苦痛や迷惑を感じていない場合は、適応性を判断する必要度は低くなる。

　また、対人関係スキルやコミュニケーションスキルといった社会適応能力の低さが、社会適応を阻害している場合には、それにあった療法や訓練などにより能力向上を図る。

　この概念においても、治療者（判断する人）による判断と本人による主観的判断とでは一致しない可能性も高く、説明や対応には慎重になる必要がある。


## （4）疾病概念

　病理学的知見や医学的診断基準を前提として行う医学的検査や問診によって、健康と診断されれば「正常」、病気と診断されれば「異常」とする考え方。医学的な診断基準を参考とし、適切な症状と状態の検査によって判断が下される。厳密な意味での公的な病理診断は、専門家である医師にしか出来ないと定

められている。

## 5. 発達理論と "精神の健康" の関連

　人間の一生には、幼児期、小児期、青年期、壮年期、老年期、高齢といった
ライフステージがある。発達理論にあるように、ライフステージの各段階にお
ける心理的危機や課題があり、それを解決しながら次の段階（ステージ）に進
むのである。その過程では、心理的危機自体がストレスとなり精神的に破綻を
きたすこともある。また、心理的危機や課題を解決できず、次の段階に進めな
くなる、つまり、その後の社会適応が難しくなることもある。したがって、ラ
イフステージの各段階で起こる様々な問題を、精神的破綻なく解決しステップ
アップすることは、"精神の健康" を保つことに繋がると言える。

　したがって、発達理論と各段階における心理的危機や課題についても理解
しておくことが必要である。よく用いられるのは、フロイトやエリクソン、ハ
ヴィガースト、ピアジェなどの発達理論である（第 3 章参照）。

---

Column　　〜 フロイトが語る "精神の健康" とは

　20 世紀の初頭、フロイトが心を科学的に解明しようとしている人として人々に
注目されていた時のエピソードである。

　あるジャーナリストが、フロイトならば心の健康について何か深遠な話をして
くれるだろうと期待し、まさに講演の旅行に出発しようとしていた彼を駅のホー
ムでつかまえ、そして「心の健康とはどんなことですか」と尋ねた。それに対し
てフロイトは、「心の健康とは、人を愛し、働くことだよ」と、短い一言を残し車
中の人となったそうである。

　一見、簡単そうに見えるが、実はとても奥が深い言葉である。人を愛せる、そして、
毎日元気に仕事ができる…この状態なら、確かに健康と呼んでもよいのかもしれ
ない。

## 引用文献

1) 仲紘嗣「心身一如」の由来を道元・栄西それぞれの出典と原典から探る」『心身医学』51
(8)：pp.737-747、2011。

2) 井出雅弘「心療内科（心身医学）昨今」『日本心療内科学会誌』14（2）：pp.79-80、2010。

3) 大崎量平「心身二元論」『ナーシングカレッジ』6（19）：pp.78-79、2002。

4) 高橋昇「心身医学と臨床心理学 ― 対比から協働に向けて ―」『環境と健康』24（1）：
pp.49-58、2011。

5) Dubos, R., "Mirage of Health" New York: Harper and Row. 1959.

6) Freedman, A. M. "The biopsychosocial paradigm and the future of psychiatry."
Compr Psychiatry. 36（6）：pp.397-406, 1995.

7) Engel, George. "The need for a new medical model: a challenge for biomedicine"
Science 196（4286）：pp.129-136, 1977.

## 参考文献

藤井美和「病む人のクオリティーオブライフとスピリチュアリティー」『関西学院大学社会学部
紀要』85 号：pp.33-42、2000。

藤井美和「ホスピスケア：その理論的枠組み」『関西学院大学社会学部紀要』79 号：pp.121-
131、1998。

蒲原聖可『代替医療 ― 効果と利用法』中公新書、pp.1-8、2002。

萱間真美・野田文隆『精神看護学 ― こころ・からだ・かかわりのプラクティス（看護学テキ
スト NiCE）』南江堂、2010。

久保田新・桐谷佳恵・鎌倉やよい・江藤真紀・岡西哲夫『医と心を考える臨床行動心理学の基
礎　人はなぜ心を求めるか』丸善出版、2003。

黒丸尊治「ホリスティック医学」『日本保健医療行動科学会年報』18：pp.208-212、2003。

帯津良一「統合医学を超えてホリスティック医学へ」『ヘルスカウンセリング学会年報』12：
pp.1-7、2006。

帯津良一「ホリスティック医学のこれから」『Journal of International Society of Life Informa-
tion Science』22（1）：pp.134-141、2004。

柴田博「老化概念の変遷」『応用老年学』5（1）：pp.4-8、2011。

武井麻子『系統看護学講座　専門分野Ⅱ　精神看護学Ⅰ』医学書院、2010 年第 3 版。

吉松和哉・小泉典章・川野雅資『精神看護学Ⅰ 精神保健学第 5 版』ヌーヴェルヒロカワ、2010。

渡辺俊之・ 小森康永『バイオサイコソーシャルアプローチ ― 生物・心理・社会的医療とは何
か?』金剛出版、2014。

# 第 3 章

# 精神の構造と機能

　看護の対象である人間を理解するには、その人のこころ（精神）を理解することが大切である。しかし、人間の精神や行動は複雑であり、いろいろな意味を持っている。考え、行動したり、思い出したり、喜んだり悲しんだりする感情、私たちの意識、意思、そして、そもそも「わたし」とは一体何なのだろうか。看護者は、表れた行動に着目しすぎず、その複雑な現象や心理状態を理解し、より的確に状況を分析し対応していかなければならない。人間は、どのように成長し発達していくのか、性的・心理的・社会的観点から理解していく必要がある。人のこころについて、その機能と構造、適応、こころの発達理論について学ぶ。

キーワード；精神の構造　適応　こころの発達理論

## 1. 精神の構造

「精神とは何か」「こころとは何か」と問われると、即時に「精神とはこういうものです」と答えられる人は、少ないであろう。人によって精神をイメージするものは、異なっているからである。しかし、精神は、人格の中枢を司り、人間の行動をコントロールするものである。一般的には、精神とは、感情や情緒、思考や知覚を司り、パーソナリティの中核を占めるものであると解釈されている。人間を理解するとき、その行動の奥にある心の働きについて理解していかなければならない。

心とは、理性、知識、感情、意思などすべての精神機能の総称である。現在、心は脳の働きによって生み出されていると理解されている。（図3-1、図3-2）

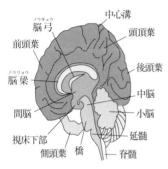

図 3-1　脳の構造（脳を左右に割ってみたもの）

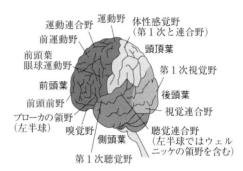

図 3-2　大脳の領域（脳を左側からみたところ）

表 3-1　感じて、考えて、命令する脳（重さ：1,300g）

| |
|---|
| 大脳：運動がスムーズになり、周囲のことに気づき、考え、学び、生きていると感じられる |
| 大脳皮質：大脳の表面の薄い層　こころを宿す大切な働き |
| 脳幹：延髄（生命維持の中枢）、橋（睡眠、呼吸にかかわる中枢）、中脳（体の平衡・姿勢を保つ中枢） |
| 間脳：視床（皮膚および深部感覚の中継所、知覚情報を大脳皮質に伝達）、視床下部（ホルモン系を調節、体温調節摂食・満腹中枢など） |
| 小脳：体のバランスを正し、運動が上手になるよう調節 |

　では、人間の心（精神）はどのような構造をしているのであろうか。精神分析学の創始者であるフロイト（Freud, Sigmund 1856-1939）は、精神の構造を精神力動論的考え方から3つの部分より、構成されるとしている。

　フロイトによれば、人間の心は氷山のようなもので、意識（consiousness）の水面上に現れて見えているのは、そのほんの一部に過ぎないという。心の大部分は、水面下の見えないところに隠されていて、そこは無意識（unconsiousness）の領域である。その中でも、ある努力によって必要なときに意識へ取り出す（浮かべる）ことのできる部分は前意識（preconsiousness）

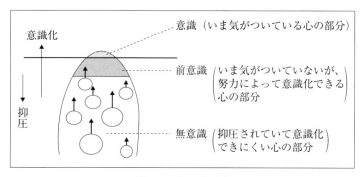

図3-3　心の局所論

表3-2　構造論（人格の三分論：三層説）

| 領域 | 内容と機能 |
|---|---|
| イド（エス）<br>（id） | 無意識なものの代表<br>①本能エネルギー（リビドー）の貯蔵庫 → 対象充当〈～したい〉〈～がほしい〉<br>②一次過程が支配（現実、時間、秩序の影響を受けない）<br>③快楽原則が支配（衝動の即座の満足追求） |
| 自我（エゴ）<br>（ego） | 外界とエスを仲介する領域（心の中心部分）<br>①現実原則が支配（知覚機能 ― 現実吟味）<br>②二次原則が支配<br>③逆充当（エスの外界への突出の見張り）<br>④不安の防衛、処理<br>⑤統合機能（適応機能 ― パーソナリティの統合） |
| 超自我<br>（superego） | 幼少期の両親のしつけの内在化されてきた部分<br>①両親の禁止〈～してはならない〉<br>②理想の追求〈～であれ〉、〈～しなくてはならない〉 |

と呼ばれる。

　無意識の領域には、さまざまな本能衝動（欲動：Trieb）や感情を伴った観念や記憶が抑圧されている。それらは、絶えず意識へ進入し、再生しようとする強い力を持っている。そこで人の精神生活や行動はこれらの無意識な力によって操られることが多い。

### 1）イド（id）・エス（es）

人間には、身体の内部が刺激されたり興奮したりすると、「こうしたい」という力、すなわち欲動が存在する。フロイトはこれをイド（エスともいう）と称し、人間が生まれてきたときから所有する本能的な欲求とした。イドは、性的欲動（sexual drive）と攻撃欲動（aggressive drive）から成り立っている。性的欲動はリビドーといわれ、生きるエネルギーとなる。一方、攻撃的欲動は死へのエネルギーとよばれ、武器や建築、争いごとに没頭する行為に象徴される。リビドーが充足されると幼児は快感として、逆に解消されないと苦痛として体験される。このようにイドは無意識の世界の働きでもあるため論理的な判断ができず、また待つということもできない。ただひたすら"快"を求め"不快"を避けようとする、いわゆる快楽原則（pleasure principle）によって機能する。具体的には、心地よい眠り、おいしい食べ物、気持ちよい排泄、あたたかく愛情あふれる接触など、母親との相互作用を通して欲求の充足を満足させる。生後1年間は特にイドの機能が活発で、母親や父親、同胞、さらには環境と相互作用しながら次第に自己統制力を身につけていく。このようにしてイドの一部が次第に変化して、自我が形成されていくのである。

### 2）自我（ego）

自我はイドと超自我および現実世界との間にあって、それらから来る要求や刺激を調整し、心の平衡をつかさどる。つまり、自我は意識下で現実の問題とかかわりあうという現実原則（reality principle）によって機能する。3〜4歳頃までには自我の基盤が確立されてくる。自我の基盤が確立されてくると、いわゆる第2次過程思考という働きが可能となる。具体的には、現実検討のほかに時間的感覚や判断力、論理的思考ができるようになってくる。

### 3）超自我（super ego）

人間は生来的に何が正しいか、何が間違っているかという"うちなる声"をもって生まれてくるわけではない。倫理観とか道徳観念とは無関係に生まれてくるのである。このような乳幼児に対して両親や親戚、保育園の先生など、乳幼児にとって日常的に関わる人たちが生活をしていく上での"しつけ"、社会生活をする上でまもらなければならない最低限の"規律"や"道徳心"につい

て教えていく。幼児はこのよう
にして教えられたものを学習し
内在化していく。これが超自我
とよばれるものである。超自我
は、「〜をしてはいけない」とい
う禁止機能と「〜こうありたい」
という自己の理想を追求する機
能との2つがある。後者は自我
理想（ego ideal）とよばれ、子
どもに教えられた積極的価値観
である。自分が公正だという感
情や賞賛、誇りの感情で子ども
に報酬を与える。つまり、年長
の子どもは自分の超自我により
自ら罰を加えたり、報酬を与え
たりすることが可能となってく
るのである。

　エスの下部が開いているのは、
そこから身体領域の本能エネル
ギーが、とりこまれるためのも
のである。エスの領域に流入し
てきたエネルギー（リビドー）

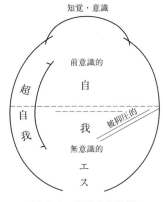

図3-4　構造心理装置
（フロイト、1933）

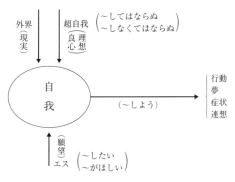

図3-5　力動論
前田重治：図説臨床精神分析、誠信書房、1993
p.14.

は、意識へと向かう際に観念を与えられ、願望として意識下されるようにな
る。そのエネルギーは、外界の対象への興味（関心）として差し向けられたり
（対象リビドー充当）、筋肉運動を支配している自我に働きかけて行動となった
りして、外界へ放出される。（図3-4）

## （1） フロイトの発達理論

すべての心的現象は生まれてからの後天的経験と内的素因、すなわち生物的成熟との統合によって形成されているという考えである。

フロイトは、すべてのことは過去に起きた出来事つまり幼少の時に体験した精神的出来事が、その後の精神的な出来事の中に現れてくるという現象を解明し、これを心的決定論とした。中でも生まれてからのある特定の出来事が、その後の精神生活に大きな影響を与えることを外傷体験と称している。この観点からすると、現時点における人間の逸脱した行動は、ある日突然生じたものではなく、それ以前の何らかの出来事に起因しているのではないかと推測できる。それゆえ人への理解には、口唇期、肛門期、男根期、潜伏期、性器期という人生初期の体験について把握することが大切になる。

【自我の発達段階と性的欲求】

① 口唇期（oral phase）＝生後1歳半の乳児期

乳児は、母親の乳房を吸ったり、指や物をしゃぶったり、飲み込んだり、口に入れたりすることなどから、口唇を通して快感、暖かさ、満足感を得る。この時期母親との間に感情的交流が起こる。また、乳児期後半では、歯が生えてくると咬むことにも快感を経験する。この感情経験は「甘える」という依存関係であり、はじめはまったく受動的であるが、歯の生えるころより自分のほしいものを要求する能動性が加わると考えられる。乳児期では、**快感原則に従うイド（エス）**がみられる。

② 肛門期（anal phase）＝生後1歳後半から3歳の幼児期

この時期は、排泄のしつけ（おむつがとれるトイレット・トレーニング）の時期にあたる。幼児の第1の関心は排泄と貯留にあり、リビドー供給の部位が肛門、膣、腸下部の括約筋、泌尿系にあるため肛門期と呼んでいる。この時期、排便や排尿を通して"保持すること""手放すこと"コントロールすることを学ぶ。排尿や排便をするときに快感を感じるが、本能衝動をほしいままにすることは許されず、排泄行為を適当な時間・場所で行うことを学ぶ。つまり、人格の中で現実原則にしたがって**衝動を自律的にコントロー**

ルし、自我が発達する。

③　男根期（phallic　phase）＝ 3 歳から 6 歳の幼児期

　この時期、子どもは男女の区別に目覚める。幼児は、両親に対してこれ
までの甘えの感情のほかに性的引力を感じるようになる。男児の場合は異性
である母親を独占したいという欲望を抱き、ライバルとなる父親への嫉妬や
憎しみを感じる一方で去勢不安を抱く。異性の親をめぐり、同性の親と対立
してもかなわずその葛藤を抑圧することになる。これをギリシャ神話のエ
ディプス王（エディプスは自分の父を殺し母と結婚）にちなみ、エディプス
コンプレックスと名付けた。女児ではエレクトラコンプレックスと呼ぶ場
合もある。この過程で同性の親と同一化し、男らしさ、女らしさを身につけ
るようになる。この同一化の過程で幼児は両親の所有する道徳観念を受け継
ぎ、原始的良心が内在化し**超自我**を形成する。

④　潜伏期（latency）＝ 6 歳から 13 歳　学童期から思春期

　エディプスコンプレックスが抑圧されたのち、性的発達は休止する。学
校での学習にエネルギーが向けられ、自我機能が急速に発達する。同性の仲
間と過ごすことや集団生活での競争や協調などによって、超自我が修正され
たり形成されていく。

⑤　性器期（genital　phase）＝思春期から青年期

　身体的成熟とともに、本能的欲求が急激に増大し、禁欲傾向と快楽傾向
との間を振り子のように動揺しながら大人の性欲に移行していく。性的関心
は、異性へと向けられ、性的衝動が高まるが、社会的規範への理解も進むた
め葛藤が生じる。イドと超自我の間で自我が働く時期である。

## （2）適 応 論

　適応（adjustment）とは、環境に適合して生活することである。さまざま
な欲求不満や葛藤に際して、怒り、憎しみ、悲しみ、反感、落胆、不安などの
いろいろな不快な感情が生じてくる。これは、意識することができることもあ
るが、しばしば無意識のレベルにとどまっている。これらの感情の嵐を鎮め、
心の安定を図るために自我の領域において行われる処理の働きが適応である。

① 回避または逃避を基本とする防衛機制

　思いだすまい、逃げだすという「抑圧」「否認」「否定」

② 置き換えを基本として防衛機制

　「置き換え」「知性化（合理化)」「昇華」

③ 逆転を基本とした防衛機制

　「反動形成」「打ち消し」「投影」

④ 取り入れ及び合体を基本とする防衛機制

　「同一化」「取り入れ」

⑤ 退行を基本とする防衛機制

　「退行」


【防衛機制（適応機制、コーピングストレス)】

① 抑圧

　自分でも認めたくない苦痛な感情や記憶を意識から排除し、無意識のなかに押し込めてしまおうとする働き。しかし、抑圧されたものは、言い間違い、うっかりミス、夢、そして症状の形で現れる。押さえつけられた観念をコンプレックスという。

② 否認

　現実に目をつぶり、自分に都合のわるいことは認めようとしないこと。

③ 逃避

　適応困難な状況から逃げようとすること。耐え難い苦痛や不安を直視して対処するよりも、空想や病気に逃げ込み緩和を図ること。

④ 攻撃

　自分の意見を押し通すこと。

⑤ 置き換え

　欲求の対象を本来のものから別のものに置き換えたり、欲求を別の表現形に転換したりすること。

⑥ 反動形成

　自らのなかにある欲求や感情を認めることができない場合に、正反対の

感情・考え・行動様式を身につけてしまうこと。ぎこちなく不自然でわざとらしい感じがするときは、この規制が働いていることが多い。

⑦　同一視（同一化）

元来別々の存在であるはずの対象と一体であるかのような錯覚を指す。

⑧　取り入れ（摂取）

自分にはないが対象の中にあるものを自分の中に取り込んでしまうこと。そこには対象への憧れと羨望とがある。

⑨　投影（投射）

自分のなかにあって、自己のものと認められない不快な感覚や感情を自分から切り離して、あたかも対象のなかにあるかのように感じることで取り入れの逆のパターンである。

⑩　合理化

欲求をありのままに認めるかわりに、都合のいい理屈をつけて正当化すること。こじつけや屁理屈のことが多いが、必ずしも否定すべき規制というわけではなく、人生哲学や宗教などもこうした規制によって生まれてくると考えられる。

⑪　退行

本能的欲動と超自我との葛藤があまりに強大な時、あるいは自我が弱すぎてうまく防衛できないときは、過去の精神発達段階に逆戻りする。

⑫　昇華

性的欲動や攻撃欲動を超自我の要請に応じて、社会的に認められる形に変え、その欲動を満足させること。

⑬　知性化（観念化）

自らの欲求を感じるより、知的に頭で考え、説明しようとすること。

⑭　取り消し（打消し）

自分の行動や感情が自分のなかで不適切と感じられた場合、それを打ち消すように反対の行動をとったり、もう一度繰り返しやってみたりすること。

看護者は、表出された患者の行動像を批判したり評価したりしない。対象の示す行動表現は、どのような心の力学に基づくものなのか知ろうとする態度が必要である。先述したように、人間の意識構造は意識上の部分と無意識の部分からなり、この両部分の境界は鮮明ではなくどちらとももはっきりしていない部分である。基本的欲求は意識下にあり、ストレートに要求として現れることもあれば、微妙でとらえにくい要求として表現されることもある。

## 2. エリクソンの生涯発達（漸成的）理論

Erikson, e. H.（1902-1994）は、フロイトの精神性発達理論を学び、人の一生すなわちライフサイクルにおける心の発達と社会とのかかわりを重視した発達理論を提唱した。ライフサイクル（lifecycle）＝人生周期（受精 → 胎内の発育 → 出生後の発育 → 成長 → 成熟 → 老衰 → 死という生命循環過程に基づく概念）とし、すべての人が周期的・循環的に一定の段階を経過する過程（8段階の人生周期）であるとしている。周期的見方とは、個人が自分自身の一回限りの生涯をたどることであり、循環的見方とは個人が次世代とつながり、次々と後の世代に引き継がれていくことである。この理論では、ライフサイクルを漸成（しだいに。少しずつの意）的に8段階で説明している。この順序性は重要で、エリクソンの理論が漸成的発達理論と呼ばれる理由である。

エリクソンの理論では、人生周期の各階層にその時期固有の発達危機という概念が提示されている。人間は発達課題に直面するが、それをいかなる方向へ展開させるのかは個々人によって異なる。後退したり、統合したり、拡散がおこる。課題に向き合うなかで、常に危機状況となるので発達課題が発達危機となる。健康な人格形成のために必要な発達課題と発達危機を8つの人生周期と対応して提示している。

## 3.　ピアジェの発達理論

Piaget, Jean（1896-1980）は、子どもの認知発達的アプローチによる発達理論を構築した。

【ピアジェの発達の3原則】

① 各発達段階の継起の順序は一定である。

② ある発達段階の行動は、その段階の知的構造により解明できる。

③ 特定の段階の構造は、次の段階への準備となり、そこに不均衡が生じることで、次のより高次の均衡へ進む。その際、個体は、同化（外界をわがものとする）と調節（自己を外界に合わせる）により均衡を保っている。

ピアジェは、上記の3原則に基づいて、誕生から15歳までの発達を4段階に区別している。

① 感覚運動期（誕生〜2歳）

感覚と運動によって外界と接し、認知する。乳頭に吸い付く、手に触れたものを掴もうとするなどの自分の体の動きを通して周囲の環境を把握し、その環境への適応行動を発達させる。

② 前操作期（2〜7歳）

象徴的機能が出現し、言語が発達する。遊びや模倣が発達し、言語を獲得していく時期である。また、目の前にある対象だけでなく、頭のなかに思い浮かべた対象までを含めて認知する表象的思考が発達する。しかし、その思考はまだ自分の知覚と強く結びついている過渡的な時期といえる。

③ 具体的操作期（7〜11歳）

思考の脱中心化が進み、量の保存や諸関係をマスターする。目の前の具体的な問題について論理的に考えることができる。すなわち、数、長さ、重さなどの保存が可能となり、自分の知覚に頼る思考から論理的な思考を獲得する。

④ 形式的操作期（11歳〜15歳）

物事に対する仮説を立て、そこから演繹的思考（仮説に基づいた推理）

が可能になる。

ここで、フロイト、エリクソン、ピアジェの発達論を比較してみよう（表3-3）。

表3-3　ライフステージと心身の発達

| 区分 | 精神性的発達<br>（フロイト） | 心理社会的発達<br>（エリクソン） | 認知的発達<br>（ピアジェ） |
|---|---|---|---|
| 乳児期 | 口唇期 | 基本的信頼 | 感覚運動期 |
| 幼児期：1歳から | 肛門期・男根期 | 自立性・自発性 | 前操作期 |
| 学童期：6歳から | 潜在期 | 勤勉性・課題意識 | 具体的操作期 |
| 青年期：15歳〜 | 性器期 | アイデンティティ<br>（自己同一性） | 形式的操作期 |
| 成人初期 | | 親密性・連帯 | |
| 成人期 | | 生殖・次世代育成 | |
| 老年期 | | 自己の統合性・受容 | |

## 4．マーラーの分離固体化理論

Mahler, Margaret, S.（1897-1985）は、母子の実験室観察に基づいて対象関係アプローチによる発達理論を構築した。分離 ― 個体化の成功により、対象恒常性が達成されるとした。マーラーは乳児が母親との一体感から徐々に分離していく過程を「分離・固体化」と呼んだ。そして、母親との「正常な自閉期」「正常な共生期」を経た後に生じる「分離・個体期」を4つに分け、これを「分離 ― 固体化理論」と提唱した。

①　正常な自閉期（誕生〜1カ月）

　新生児の1日は、半睡眠と半覚醒の状態にある。また、身体的成長を遂げるため、まるで胎児期のように過度な外部の刺激から保護されている。この時期の乳児は、内部と外部、自己と他者の区別がなく、心理的な反応よりも生理的反応が優勢である。

②　正常な共生期（1カ月〜5カ月）

　母親と自分の存在が未分化であり、身体内部で起こっていることと外部

で起こっていることを区別して経験し始める。空腹感などは内部から生じ、欲求を満たすものは外部から与えられるというかすかな認識が芽生え始める時期である。この時期の自我は原初自我と呼ばれる。自己と他者との区別はまだつかないため、母子が一体感を経験する共生関係にある時期である。

③　分離・固体化期（5カ月〜3歳）

　この段階の乳幼児は、共生していた母親から分離し始め、母親とは別個の存在として心理的誕生の時期を迎える。マーラーは、乳幼児の分離感覚の変化に基づき、この段階をさらに4段階に分類している。

　a.　分化期

　　　5〜9カ月。母親を対象として認識し、母親を特定化する。つまり、自他の区別が可能になり、母親と他人、見慣れたものと見知らぬものとを比較し、人見知り反応が始まる時期。

　b.　練習期

　　　9〜15カ月。基地としての母親、母親から離れ近くを動き回り探索する。身体的成熟によって、這う、膝へのよじ登り、つかまり立ちが可能となる初期練習期と、自由に直立歩行が可能となる固有の練習期に分けられる。母親から一時的に離れては遊び、また母親の下に戻り、あたかもエネルギーを補給してまた離れるという分離を練習する時期である。

　c.　再接近期

　　　15〜24カ月。母親を別の存在として認識し、両価傾向を持つ。自由な一人歩きが可能となり、身体分離が意識されるとともに、分離不安が増し、離れた対象として、母親の存在価値を経験するようになる。すなわち、幼児は母親を依存対象として眺め、その愛情と承認を強く求めるようになる。

　d.　個体期

　　　25〜36カ月。情緒的対象恒常性が萌芽する時期。幼児は、再び母との分離が受け入れ可能となり、さらに一層耐えられるようになる。これまでの原初的な対象関係、すなわち、さまざまな属性に基づいて別々

な母親（良い母親、悪い母親）として表象として関係を心の中に作り上げるという部分対象関係を乗り越えて、母親という一個の人間を統合して母親表象が確立する。つまり、情緒的な対象恒常性が発達するのである。幼児は母親と離れていても、心の中に自分を支えてくれる母親像を持っているため、安定して母親の元を離れることができるようになる。

## 5. 対象関係理論

メラニー・クライン Melanie Klein（1882-1960）により創始され、フェアバーン，W. R. D. やウィニコット，D. W. らにより発展した。対象関係論においては0歳から2、3歳までの非常に早い幼児期の母子関係を研究するのが中心となっている。

クラインは、1歳前後の乳児期に無意識的幻想が存在し、それが人格の発展に重要な役割を演じているという精神発達論を論じた。本能衝動を重視した自我心理学的な発達段階に対し、対象の関係性に力点を置く心理的発達モデルを考え、フロイトの口唇期にほぼ相当する時期を、さらに「妄想・分裂態勢」と「抑うつ態勢」の2つに区分した。

## （1）妄想 ― 分裂ポジション（態勢）（生後3、4カ月くらいまで）

妄想・分裂態勢の特徴は、部分対象と分裂機制、妄想的不安が優勢であることなどである。

この態勢での乳児は、まだ人間存在に対する認識が生まれていない。この時期、最初の対象は母親全体ではなく、母親の乳房であり、部分対象としか関係を持てない。最初の対象である乳房は、母乳がよく出る状態である「良い理想的な乳房」と、そうでない状態の「悪い迫害的な乳房」に分割される。つまり同じ乳房であっても母乳が出るか出ないかで区別され、同一の乳房であるとは認識できない。

良い理想的対象についての幻想は、現実の母親によって愛情と授乳体験が溶

け合い、裏付けされる。同様に、迫害されているという幻想は、欲求が充実されず苦痛を感じるという現実体験と溶け合う。乳児は苦痛な体験を迫害的な対象、乳房のせいにするのである。

　乳児は、こうした部分対象を自分の中に取り込み、投影しながら内的世界を形成していく。その中で、良い理想的対象が悪い迫害対象によってのみ滅ぼされてしまうのではないかという妄想的な不安を抱く。ここで理想的対象を迫害的対象から切り離し、害が及ばないようにしておく分裂機制が用いられるようになる。

　クラインは、乳児が望ましい発達をするためには良い体験が悪い経験よりも優性であることが欠かせないと考えた。

## （2）抑うつポジション（態勢）（生後5カ月〜1歳）

　抑うつ態勢の特徴は、全体的な人格としての母親についての認識が生じて全体的対象関係ができることである。全体的対象関係によって、乳児は良い乳房と悪い乳房は同じ乳房であると捉えられるようになる。これにより、良い母親と悪い母親は同じ母親であると全体的対象としてとらえることができるようになる。また、乳首を噛むと母親が痛がるというような自己が対象に与える影響をも体験できるようになる。

　対象が統合されるにつれ、自我の統合も同時進行し、自己と母親という対象が分かれる。それとともに、母親を自分のものにしたいという貪欲な感情が強まる。愛する対象を「むさぼり喰う」ので、対象を破壊してしまったのではないかという罪悪感、抑うつ不安が生じる。この不安は、さらに破壊してしまった対象を元通りに修復したいという償いの衝動を生み、幻想の中で破壊衝動を取り消そうとする。しかし、母親は破壊もされず、また愛することもやめないことを知ることで、乳児はこの局面を乗り越えていく。

　対象関係論の貢献としては、言語を介した関係が持てるようになる前の段階や、理路整然さを失い非言語的な体験が優勢になった精神・心理状態の理解が可能になったことが挙げられる。それまで治療の対象外とされていた疾患単

## クラインの健康な母子関係理論

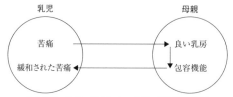

・クラインは母子関係に立って心的発達を論じた。健康な母子関係の中心は、乳児が自分の不安を母親に投影し、母親が適切に不安を緩和して乳児に返すこと。

図 3-6　メラニークラインの母子関係理論 ― 満足、理想モデル ―
木部　則雄：こどもの精神分析 ― クライン派・対象関係論からのアプローチ―岩崎学術出版社、2009、p.6 ～ 13

## クラインの心的発達

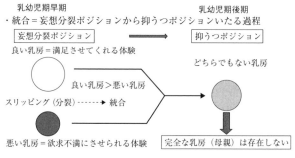

図 3-7　クラインの心的発達 ― 早期対象関係の健全な発達 ―

位を扱えるようになり、境界性パーソナリティ障害の治療においての心理療法と精神療法の復権が可能になった礎とも言われている。現在でも対象関係論は境界性パーソナリティ障害や精神病（統合失調症）の治癒理論として大きく注目されている。対象関係論とは、乳幼児期において、感情を向ける重要な他者（特に母親）との関係（対象関係）を重視し、子どもが自ら内的世界に母親イメージを取り入れる過程と、そのイメージ（内的対象）との関係性という観点から、パーソナリティの理解や精神病理の治療のために構築された理論である。

**文献**

1) 樋口康子・稲岡文昭監修：精神看護、文光堂、1996。
2) 前田重治：図説臨床精神分析、誠信書房、1993。
3) Freud, S. 古澤平作訳：続精神分析入門フロイト選集（3）、p.118、日本旧聞、1953。
4) 吉光和哉・小泉典章・川野雅資編集：精神保健看護学Ⅰ、ヌーヴェルヒロカワ、2015。
5) 松下正明・坂田三允・樋口輝彦監修：精神看護学、医学芸術社、2014。
6) 木部則雄：こどもの精神分析 ― クライン派・対象関係論からのアプローチ ―、岩崎学術出版社、2009、pp.6-13。

# 第 4 章

# 心の発達と精神の健康

　看護の対象である人間を理解するには、その人のこころ（精神）を理解することが大切である。しかし、人間の精神や行動は複雑であり、いろいろな意味を持っている。考え、行動したり、思い出したり、喜んだり悲しんだりする感情。私たちの意識、意思、そして、そもそも「わたし」とは一体何なのだろうか。看護者は、表れた行動に着目しすぎず、その複雑な現象や心理状態を理解しより的確に状況を分析し対応していかなければならない。人間は、どのように成長し発達していくのか、性的・心理的・社会的観点から理解していく必要がある。人のこころについて、その機能と構造、適応、こころの発達理論について学ぶ。

　ここでは、3章2で学習したエリクソンの発達理論について具体的に学修する。

　キーワード；精神の構造　適応　こころの発達理論

E.H. エリクソン（Erikson, E.H., 1902-1994）は、フロイトの精神性的な発達理論の影響を受けつつ、社会心理的アプローチによる発達理論を構築した。フロイトは思春期までの発達理論であったが、人間の生涯における発達理論を構築したのはエリクソンだけである。

【エリクソンのキーコンセプト】

① ライフサイクル：人間の人生を8段階の人生周期としてとらえたことである。これは、個人が自分自身の1回限りの生涯をたどるという周期的

見方と、個人が次世代を繋ぎ、次々と後の世代に引き継がれていくという循環的見方である。

② 漸成的発達論：ライフサイクルの各段階は順序を飛ばすことなく進み、前のものを土台にして、次のものが発進するという考えである。

③ 発達課題と発達危機：人間は人生周期の各段階に発達課題に直面する

表4-1　エリクソンの漸成表

| | A 心理社会的危機 | B 重要な対人関係の範囲 | C 関係の深い社会秩序要素 | D 心理社会的行動様式 |
|---|---|---|---|---|
| I 乳児期 | 信頼 対 不信 | 母親的人物 | 宇宙的秩序 | 得る 見返りに与える |
| II 早期児童期 | 自律性 対 恥・疑惑 | 両親的人間 | 法律と秩序 | 保持する 手放す |
| III 遊戯期 | 積極性 対 罪悪感 | 基本的家族 | 理想的な原型 | 追いかける 真似をする |
| IV 学齢期 | 勤勉性 対 劣等感 | 近隣、学校 | 技術的要素 | ものをつくる（完成する） 一緒につくる |
| V 青年期 | 自我同一性 対 同一性拡散 | 仲間集団と外集団、リーダーシップモデル | 知的・思考的要素 | 自分自身である 自分自身であることの共有 |
| VI 成人期初期 | 親密と連帯 対 孤立 | 友情、性、競争、競争 | 協同と競争のパターン | 他者の中に自分を見いだす。見失う。 |
| VII 成人期 | 生殖性 対 停滞性 | 分業と共同の家庭 | 教育と伝統の流れ | 世話をする |
| VIII 老年期 | 統合 対 絶望 | 人類 わが種族 | 知恵、英知 | 一貫した自分を通して得られる実存、非実存への直面 |

鑪幹八郎：エリクソン、E.H. 別冊発達4、ミネルヴァ書房、1986、p.198 一部改変

が、それをいかなる方向へ展開させるかは個々人によって異なる。後退したり統合したり拡散が起こる。課題に向き合う中で、常に危機状況となるので発達課題が発達危機となる。健康な人格形成のために必要な発達課題と発達危機をライフサイクルと対応して提示している。

④ 徳（人格的活力）：ライフサイクルを通して人格を力強く組織付け、よりよく生きていくための最良な倫理で、8段階の発達危機を乗り越える中で獲得されるものである。

　Ⅰ（乳児期）；希望、Ⅱ（幼児期初期）；意思、Ⅲ（遊戯期）；目的、Ⅳ（学童期）；有能感、Ⅴ（青年期）；忠誠、Ⅵ（前成人期）；愛、Ⅶ（成人期）；世話、Ⅷ（老年期）；英知

⑤ アイデンティティ（自我同一性）：「私」という感覚の重要視。私という感覚は、自分の時間と空間の中に安心して存在しているという感覚。〈居場所〉があるということと結びついていく。このプロセスが生きるということであり、そこで形成されていく感覚がアイデンティティである。

## （1）乳児期（「信頼」対「不信」）

　胎児期は、心をつかさどる脳神経系、その他身体のいろいろな器官が形成される時期である。胎児の両親や親族は、出産してくる子どもの性を予測し一喜一憂するようなことがみられる。すなわち人間は生まれてくる前から、その性別によって周囲から期待が異なっているのである。新生児にとって、この世に出生する体験は怒涛のごとく押し寄せてくる洪水のようなものだといわれている。この突然の出来事は新生児に強い恐怖を抱かせることになる。これは出産に伴う精神的外傷といわれており、恐怖の原型であると考えらている。出生後の4週間を新生児期、1年間を乳児期としている。この時期は生理的機能が発達し、呼吸や運動機能、栄養補給など自己と外界の未分化な状態から徐々に分化し、精神的には養育者との対人関係づくりがスタートする時期である。この時期、乳児は母親の乳房を通してのくつろぎ、安心して眠れる肌、母親による柔らかな排泄時の清拭など、温かな愛情あふれる身体的接触、母親による基本的な生理的欲求の充足などにより「基本的信頼感」を育んでいく。この基本

的信頼感形成過程で重要なことは、母親の愛情あふれる一貫した子育ての態度である。自分を世話してくれている人との間で、不安にさいなまれることなく自分は愛されているのだという実感を得ていく時期であり、そのためにスキンシップが重要となる。乳児の経験する一貫性や連続性などが信頼感の形成に関与する。「得る」「与える」という相互循環的なコミュニケーションを通して、乳児は自分が欲求を向けても、相手はいつも受け入れてくれ、愛してくれるという自信を得ることになる。これが、人間が人間に対して抱く基本的信頼の源泉である。この時期に不幸にして基本的信頼感が育まれないと、将来、周囲は悪意に満ちていると感じ、猜疑的な態度をもつ人間になりやすい。エリクソンは、「基本的信頼感は希望の証であり、この世の試練と人生の苦難からわれわれを守る一貫した支えである」と述べている。

## （2）　幼児期初期（「自律性」対「恥、疑惑」）

　幼児期初期をフロイトは、肛門期と名付け、排泄のトレーニングの重要性に注目した。エリクソンは、「自律性」の発達課題と「恥・疑惑」の発達危機があるとしている。トイレットトレーニングを開始する時期でもあり、排泄のコントロールという自律性が要求させる。排泄は、自分で筋肉を緊張させたり弛緩させたりするコントロールが必要であるが、この時期になると子どもは肛門括約筋の発達により、排泄をコントロールできるようになる。生理的な衝動を抑え、排泄物を「保持する」か「手放す」かという、自分の身体を自分で統制管理する感覚を通して、自由な選択と自己抑制がもたらされ、自分の意思でコントロールすることを覚え、自律性が生まれる。

　この時期、子どもは自他の区別が明瞭になり、自我が芽生え、話すことを始めるようになり、自己主張を始める。外界と積極的に関わるようになり、運動能力も発達し、歩く、走る、投げるなどの活動も活発となる。自分で食べる、排泄する、衣服の着脱をする、眠るなどが適切にできるようになる。さまざまな運動や動作に興味を抱き、積極的にやってみたいという欲求をもつ。それができると周囲の人に認められ賞賛してもらいたいと思い、自立的行動をとるようになる。自己主張や自己表現を自分の意思で統制するという自律の感覚がこ

の時期獲得されていく。その一方で、自分の意思を通そうとして親の意思と衝突することが出てくる（第１反抗期）。それまで自分の欲求がすべて満たされていた幼児が、両親や保護者という外的な力によって、"しつけ"という名のもとに命令や禁止が行われるが、幼児にとって、欲求を遮られ命令されることは幼児の万能感を深く傷つけることになる。大人は、"しつけ"をするとき、余分な不安や恐怖心を与えず、子ども自身が自分で律し、取り入れていけるよう配慮する必要がある。過度のしつけは、子どもに耐え難い恥の感情や自分の能力に疑念を抱かせることになる。たとえば、排泄のトレーニングに失敗したり、大人のコントロールが強すぎたりすると、自己統制ができないという感覚に陥り、混乱や不安が引き起こされ恥や疑惑が生まれる。

### （3） 遊戯期（「積極性」対「罪悪感」）

　遊戯期には、幼児は激しく動き回ることができるようになり、言語能力も発達してくる。幼児は、あふれるようなエネルギーと旺盛な好奇心で活発に動き回る。ほぼ大人に頼らずに行動でき、性差も自覚してくる。この時期を尊重することにより、自主性が育まれる。保育園や幼稚園などに入り、親から離れて集団生活を体験し始めるのもこの時期である。なんでも自分でやりたがるようになり、積極的に環境に働きかけるようになる。子どもは、好奇心に満ちて積極的に探索し、「積極性（自主性）」を獲得し、何かを成し遂げるのは楽しいと感じる。しかし、積極的な行動は時にやりすぎや失敗、他者と衝突が起こる。また、文化や社会規範から禁止されたり罰せられたりすることもある。子どもは、大人特に両親が何を期待し何を禁止するのか、自分がどうすれば怒られるのかを敏感に感じる。その結果、それは子どもに内在化されて自分の行動を統制していく内的基準となる。これが道徳的基準や良心として子どもの自我に組み込まれていく。この時、過酷な処罰を与え続けると子どもは罪悪感や不安に襲われることになるので、自発性を発揮できなくなるほどの禁止や制限を与えてはならない。

　フロイトは、この時期の前半を"男根期"、後半を"エディプス葛藤期"と称している。前半には、幼児は自分の性器に興味関心をもつようになる。後半

の"エディプス葛藤期"では、子どもは、異性の親を象徴的な意味で性的対象ととらえ、愛情を一身に受けたいという欲求をもつようになる。そのため、同性の親と対立する。この葛藤を、エディプス・コンプレックスと呼び、女児ではエレクトラコンプレックスと呼んだ。一般的には、同性の親への敵意と異性の親への愛情をエディプス・コンプレックスと呼んでいる。この過程で、同性の親と同一視することによって、親からの報復を恐れる感情（去勢不安）を和らげ、同性の親の特徴を取り入れようとする。子どもは、「男らしさ」「女らしさ」という感情を抱き、自分自身の性別を確認するようになっていく。「ごっこ遊び」は、子どものあこがれる人物像への同一化を体験させてくれる大切な機会となる。

## （4）　学童期（「勤勉性」対「劣等感」）

　学童期には、子どもは学校に通うようになり、家族中心の生活から学校集団や友人という多人数との交流をしていく。学校生活では、一定の課題を学習する。それは、知識を身につける勉強ということだけでなく、スポーツであったり、音楽であったり、遊びであったりする。新たなことを学び自分のものにするには、友達と競争・協働するとともに、1人でコツコツ技を磨き忍耐強く取り組むという勤勉性が要求される。エリクソンはこの時期の子どもについて、「勤勉性」対「劣等感」の発達課題を重視した。この時期は、それまでの生活で基本的信頼感を育み、自分を律する精神を養い、自主的に行動するという課題を達成しておくことが重要となる。仕事を完成させる喜びを感じることは有能感に繋がり生産性を育むが、上手に行うことができなかった場合、不全感から劣等感を抱くことになる。仕事を完成させる喜びを感じることは、他人の評価を通して社会における自分の役割や自分自身の考えを明確にすることに役立つ。このような感覚は、次の時期の自我同一性という発達課題の達成に繋がっていく。逆に劣等感ばかり身につけると自分に対する評価が低くなり、自我同一性の基盤を揺るがすことになる。

　この時期の子どもの心の成長には、仲間集団とのかかわりが大きな意味をもつようになる。学童期になると、子どもたちは同性・同年齢の小集団をつくっ

て遊ぶようになる。こうした仲間集団のなかで、子どもたちは多種多様なゲームを通し、自分たちが作ったルールで遊び、結束を固め、仲間としての連帯感を育てていく。学童期の後半はギャングエイジとよばれ、仲間集団のなかにリーダーや決まりごとが生まれ、特異的な仲間遊びが行われる。協力と忠誠、役割分化といった高度な集団機能を発達させていく。この時期の仲間づきあいは子どもの健全な発達にとって重要であり、子どもたちは仲間集団との親密な関係の中で社会性を育てていく。

　この時期の終わりころになると、再び性について好奇心が旺盛になっていく。

### （5）　青年期（「自我同一性」対「同一性拡散」）

　青年期は、第二次性徴に伴う生理的身体的な変化が起こる。男子の場合は、身長が伸びる、声が変わり、精通、顔や体の体毛が濃くなる、筋肉が発達するという現象が起こる。女子では、月経が始まる、乳房が発達する、体毛の発生といった変化が起こる。同時に男らしさ、女らしさの自覚や性的な役割意識も高まる。この期間の若者が直面する最も困難な課題は、突き上げてくる性的欲動への対処である。これまでに経験したことのないような激しい性衝動の高揚は、社会的規範（超自我）と真正面からぶつかり、深刻な倫理的葛藤に直面する。多くの若者は、その性的エネルギーをスポーツや学習、文化・芸術的な活動に昇華していく。

　エリクソンは、青年期には、「自我同一性（アイデンティティ）」を獲得していく発達課題があるとしている。"自我同一性"とは、内的な普遍性と連続性を維持する各個人の能力が他者に対する自己の意味の普遍性と連続性に合致する経験から生まれた自信のことである。すなわち、自我同一性（アイデンティティ）とは、自分は他の誰とも違って1人しかいないという普遍性および自分は今までもこれからも自分であり続けるという肯定的な意識をもつことである。今までの生き方や親から自立し社会生活をしていく過程の中から、「自分らしい生き方」「自分らしい考え方」「自分らしい職業」「自分にふさわしい生涯の伴侶」などを見つけるという"自我同一性"を確立していく。「自分は

何者か」「自分は何のために生きているのか」などの問いかけに肯定的に答えることができることが、自我同一性（アイデンティティ）の確立を示す指標といえる。この過程は絶えず、他の人々とのかかわりの中で形成されていく。この時期、自由な役割実験を繰り返しつつ、自我同一性の獲得を目指すが、それに失敗すると、自意識過剰、自己定義の回避、孤立や絶望などを伴う自我同一性の拡散が生じる。永続性ある自我同一性は、基本的な信頼なしには存在しない。

　また、自我同一性を獲得する以前の青年は、子どもから大人への移行期であり、社会的な責任や義務が免除された猶予期間であるとして「モラトリアム」という用語を用いた。アイデンティティの拡散は、青年期のモラトリアムの本質を示すものであり、自分自身の姿を見つめ、この危機を乗り越えてアイデンティティを確立させ、様々な知識や技術を獲得していくことが大切である。

## （6）　前成人期（「親密と連帯」対「孤立」）

　エリクソンは前成人期を「親密と連帯」対「孤立」の段階と位置づけている。この時期は、教育を終えた若者が社会人となり、成人の仲間入りをするときである。社会へ巣立つ多くの若者は、職業を選択し、職業社会の中で自分の可能性を発揮しようとする。また、結婚して家庭を築き、家族とのコミュニケーションを通して生活が拡大され、責任と自信にあふれた生活を送る人が多くなる。前成人期は、青年期に形成したアイデンティティの確立を基盤に職業生活および家庭生活を充実させていく時期と考えられている。すなわち、自分の生きる方針を確立し、仕事に就き、生涯の伴侶を選択し人生を深めていく時期である。親密性とは、青年期に確立したアイデンティティを、他者のアイデンティティと融合させるために熱心に取り組むことに優位性を見いだせるかどうかということである。他者とはパートナーと密接な関係を築くということであり、友情や性愛、競争や協力関係でのパートナーシップが重要な人間関係である。心理・社会的危機を通して「愛」という徳が形成される。エリクソンは、この過程を無事乗り切るには、他人との関係において"親密"という感覚を養うことであると述べている。親密性というのは、自己を失う状況にさらさ

れても自己を失わず、相手と密接に関われることをいう。成人期は、社会生活を持続するうえで、他者と親密な関係づくりをする時期であり、連帯感をもつとともに、対人関係の問題に悩み孤立することもある。

## （7） 成人期（「生殖性」対「停滞」）

　成人期の課題は、結婚生活を密にし、子どもを生み、育て自立させる親の役割を果たすことである。家庭や職業生活における生産的、創造的な役割の遂行すなわち子どもや次世代や後輩を育てる関係が、「世話」という徳を形成する。しかし、結婚して子育てに携わる社会的責任も伴い、家庭でも職場でもストレスも多く、苦悩を抱える時期でもある。時には仕事上のトラブルや子どもが乳児期、幼児期、学童期、青年期と成長するのに合わせた親の役割の変化に対応しなければならない。子どもの教育についての悩みなどに強いストレスを感じることが多い。また身体的な衰えを自覚し、自身の健康に関心をもつことも増えてくる。

　成人期の後半では、子どもが自立し家から離れ、また親の介護をするようになったり、その死に遭遇したりするなど家族の状況が大きく変化する中で、自分の生き方や夫婦関係を見直す必要も出てくる。また、職業人としては、何らかの責任のある管理的な立場になっていることが多い。最近の職場環境の変化、体力の衰え、時間的展望の狭まり、生産性における限界の認識などアイデンティティの危機に直面することになる。この時期に自己の内的変化に気づき、主体的に自己の生き方を問い直し、自分と他者との関係性について再検討し、アイデンティティを再構築していくことが必要となる。配偶者との人間的な結びつきを完成すること、子どもたちが幸福な成人になるように援助することなどが課題となる。

　この時期、一般に男性より女性の方がより多くの変化に遭遇して決断を迫られる。結婚、妊娠、出産、育児などが大きな影響を与える。仕事に就く女性も増加しており、家庭と職業の両立で葛藤が生じることもある。親の介護も女性に負担がかかりがちである。

　このように成人期では、自分と他者との関係について再検討して、個として

の自分と他者との関係で生きることのバランスをとることが重要である。この時期、課題が達成できず、危機状況として停滞が起き、自己への耽溺としての嗜癖や虐待などの問題を抱える人もいる。

## （8）　老年期（「統合」対「絶望」）

　エリクソンは、老年期の課題は、これまで生きてきた人生をあるがままに受け入れ、残された人生で成し遂げられるものを統合し、次世代に引き継ぐことであると述べている。この時期は、身体だけでなく社会的な立場や経済的な状態がそれ以前とは大きく異なり、いくつもの喪失を体験する。子育ての義務が終了し、職業人としての役割も終わる。白髪、しわが増え、体力、視力や聴力、記憶力の低下などの身体の老化、配偶者や親しいものとの死別、子どもの独立、役割喪失、孤立、孤独、生理的・心理的老化、死への恐怖から生きる希望を失い、絶望することがある。自分の生きてきた人生や老いと死を受容して、これまでの人生を「統合」することが重要である。自分のみでなく他者や次の世代への信頼が、この時期の課題の達成を容易にし、残された人生を全うできる。すなわち、自分が産み育てたものの成長に対して信頼ができるかどうかが重要となってくるといえる。

　2013（平成 25）年 10 月 1 日現在、日本は総人口 1 億 2,729 万 8,000 人、65歳以上の高齢者 3,189 万 8,000 人（初めて 4 人に 1 人が高齢者）という少子高齢化が進み、生産年齢人口が 32 年ぶりに 8,000 万人未満となった（2014 年 4月 15 日総務省人口推計）。政府の経済財政諮問会議（議長・安倍首相）の有識者会議「選択する未来」委員会の提言では、高齢者について、定年後の再雇用などで 70 歳まで働ける機会を増やすよう求め、さらに、20 ～ 70 歳を「新生産年齢人口」と新たに定義している（2014 年 5 月 13 日）。

　以前であれば、会社を定年退職後は社会における役割を終え、隠居生活という印象があったが、現在では、退職後に新たな場所で活躍したり、再雇用され、これまでの経験を伝えたりと現場で活躍している人も増えている。老年期の人たちが、生きがいをもち生活していくために、どのような支援や環境整備が必要か検討していくことが重要となっている。

**文献**

1) 樋口康子・稲岡文昭監修：精神看護、文光堂、1996、p35-43。

2) 鑪幹八郎：エリクソン、E.H. 別冊発達 4、ミネルヴァ書房、1986、p198。

3) Erikson, E.H., Erikson, J.M. 著、村瀬孝雄・近藤邦夫訳：ライフサイクルとその完結（増補版）、p.153、みすず書房、2001。

4) 藤田主一・齋藤雅英・宇部弘子編著：新発達と教育の心理学、福村出版、2013。

5) 松下正明・坂田三允・樋口輝彦監修：精神看護学、医学芸術社、2014。

6) 吉光和哉・小泉憲明・川野雅資編集：精神保健看護学Ⅰ、ヌーヴェルヒロカワ、2012。

7) 佐藤壹三監修：新体系看護学全書精神看護学①精神看護学概論・精神保健、メヂカルフレンド社、2013。

# 第 5 章
# ストレスと精神の健康

　精神の健康は、身体の状況など内在的な要因のみだけではなく、家庭、社会などにおける様々な出来事や人間関係など外部の要因によっても多く影響され、健康が保持されている。しかし、時には健康から不健康の状態となり、病気を発病することもある。ここでは精神の健康を維持する対処方法と、精神の不健康状態を招く要因および対処方法について学習する。

キーワード：ストレス、ストレッサー、危機理論、ストレスコーピング、
　　　　　　自我の防衛機制、ストレス脆弱性モデル、ストレングスモデル、
　　　　　　レジリアンス、PTSD

## 1.　ストレスとは

### （1）ストレスとは
　ストレスとは、物理学や工学で使われていた言葉で、外から力が加えられたときに生じる物体の歪みを意味している。ストレスに伴う心身の機能変化を下垂体―副腎系の反応を軸として説明したハンス・セリエ（Hans Selye）の学説がある。カナダの生化学者セリエは、ラットを用いた実験でストレッサー（ラットに毒物、熱、痛みなどの異なった刺激を与える）を与えることにより、ラットはみな一様に消化管の出血、副腎皮質の腫脹などの身体に共通の変化を起こすという、ストレス現象を発見し、ストレス学説を定義した。

　ストレスは、何かの刺激で自分の身体や精神が何とかしなければならない状況になっていることをいう。例えば、試験前は合格点がとれるだろうかとストレスが強くなるが、試験勉強をすることによって自信がつき試験が無事終わるとストレスは解消する。ストレスは心身に悪い影響を与える刺激になるが、しかし、その人の成長のチャンスになる刺激でもある。

## 1）ストレスとストレス反応

　ストレスとストレスを起こすいろいろな刺激をストレッサーと呼び、そしてストレッサーによる変化をストレス反応と呼んでいる。ストレッサーには、①人生上の出来事（入学、卒業、就職、結婚、離別など）と日常の苛立ち（デイリーハッスルズ）、②社会・文化的状況（戦争、テロなど）、③個人の環境条件変化（転居、転校、転勤、退職など）、④個人の生物的要因（人間関係の葛藤、過労、病気など）がある。

　ラザルス（Lazarus, R. S）は、日常生活の中での苛立ち（デイリーハッスルズ）のほうがストレッサーになると強調した。また、出来事が個人にとってどのようにしてストレスになるのか、生じたストレスがどのような過程を経て処理されるのかを心理的側面から定義し明確にした。これをラザルスのストレス理論とよんだ。また、ストレス発生時の処理過程が3つあると提唱した。

　　第1段階：一次的評価　　出来事が個人にとってストレスになるか否かを評価する段階

　　第2段階：二次的評価　　そのストレスをどのように対処することができるかについて検討する段階

　　第3段階：対処（コーピング）　実際にストレスに対処する段階

　ホームズ（Thomas H. Holmes）とレイ（Richard H. Rahe）は、1960年代に経験的にストレスをもたらすと考えられる出来事であるライフイベントとその度合いを調べ「ライフイベントストレス尺度」を開発した（表5-1）。これは43項目からなるリストで、ストレスの最高得点を100とした場合、配偶者の死を100、結婚を50として様々なライフイベントを点数化したものである。これによると、1年間に体験したこれら総計43項目に関する生活上の変化の合計得点が150点未満ならば翌年に深刻な健康障害の起こる確率は30%、

表5-1　ホームズとレイによるライフイベントストレス尺度 (％)

| 生活上の出来事 | ストレス度 | 生活上の出来事 | ストレス度 |
|---|---|---|---|
| 1. 配偶者の死 | 100 | 23. 子どもが家を去っていく（結婚・大学進学など） | 29 |
| 2. 離婚 | 73 |  |  |
| 3. 夫婦の別居 | 65 | 24. 親戚とのトラブル | 29 |
| 4. 投獄や留置 | 63 | 25. 優れた業績をあげる | 28 |
| 5. 親密な家族構成員の死 | 63 | 26. 妻が仕事を始める、あるいはやめる | 26 |
| 6. 自分のけが、病気 | 53 | 27. 学校生活の始まりと終わり | 26 |
| 7. 結婚 | 50 | 28. 生活状況の変化 | 25 |
| 8. 職場からの解雇 | 47 | 29. 習慣を改める | 24 |
| 9. 夫婦間の調停、和解 | 45 | 30. 上司とのトラブル | 23 |
| 10. 退職 | 45 | 31. 仕事の状況が変わる | 20 |
| 11. 家族の健康上の変化 | 44 | 32. 転居 | 20 |
| 12. 妊娠 | 40 | 33. 転校 | 20 |
| 13. 性に関する困難事 | 39 | 34. レクレーションの変化 | 19 |
| 14. 新しい家族を得ること | 39 | 35. 教会活動の変化 | 19 |
| 15. 事業の再建 | 39 | 36. 社会活動の変化 | 18 |
| 16. 家計状況の変化 | 38 | 37. 少額のローンを組む、抵当に入れる | 17 |
| 17. 親友の死 | 37 | 38. 睡眠習慣の変化 | 16 |
| 18. 転職 | 36 | 39. 家族のだんらんの回数の変化 | 15 |
| 19. 口喧嘩の回数の変化 | 35 | 40. 食習慣の変化 | 15 |
| 20. 大きな抵当 | 31 | 41. 長期休暇を取ること | 13 |
| 21. 抵当やローンの執権（質流れ） | 30 | 42. クリスマスを迎えること | 12 |
| 22. 職場における昇進や左遷 | 29 | 43. 小さな法律違反 | 11 |

Holmes, T.H., Rahe, R.H. 著，吉松和哉訳（1967）The social readjustment rating scale., Journal of Psychosomatic Research, 11（2），pp.213-218

150 〜 299 点ならば50％、300 点以上ならば80％以上であると説明している。

　また、ストレスの影響を受けやすいパーソナリティは、下記の表5-2に示

表5-2　ストレスを受けやすいパーソナリティ

| パーソナリティ | 説　　明 |
|---|---|
| ① タイプA | 野心的、短気、攻撃的、競争を好む |
| ② 過剰適応 | まじめ、責任感が強い、良い子、八方美人 |
| ③ まじめすぎる | 徹底的、脅迫的、責任感が強い |
| ④ 燃えつきタイプ | 限界に達するとダウンする、心にゆとりがない |
| ⑤ こだわり、くよくよタイプ | しつこい、繊細、神経質、小心 |

＊①については、リードマン、M.＆ローゼンマン、R.H.（1971）が名づけた。
　④について、フロイデンバーガー、H.J.＆リッチェルソン、G.（1980）が燃え
　尽き症候群 burn-out-syndrome と名付けた。
　長尾　博著、図表で学ぶ精神保健、p.10、培風館、2008年

表5-3　こどものストレス症状のサインの例

| サイン | サインの例 |
|---|---|
| 身体的サイン | 筋肉の緊張（肩に力が入っているなど）、呼吸の乱れ、胸の鼓動が激しくなる、手のひらの汗、夜尿や頻尿、悪心、嘔吐、下痢、疲労 |
| 感情的サイン | イライラ、怒り、恐れ、不安、失望、憎しみ、攻撃心、不機嫌、泣く |
| 行動的サイン | 食事量の増加あるいは減少、偏食、睡眠の増加あるいは減少、社会的ひきこもり、反抗、指しゃぶり、爪かみ、貧乏ゆすり、舌打ちなどの癖、歯ぎしり、チック、髪の毛をひっぱるあるいは抜く、落ち着きのなさ、夜泣き、悪夢を見る、しゃべりまくる |

小松　歩：園生活におけるメンタルヘルス、保育者の役割。岸井勇雄ら監修、精神
　　保健、同文書院、2005。

すような①タイプA、②過剰適応、③まじめすぎる、④燃えつきタイプ、⑤こだわり、くよくよタイプなどの者がストレスの影響を受けやすいといわれている。

　こどもの場合、言葉の発達が十分でないために言葉で表現することができずに、体でストレスを訴えることが多い。表5-3は、こどものストレス症状のサインの例を示したものである。

　ストレスと不適応との関係については、図5-1のように①生活環境の変化の内容、②ホメオスタシス、③周囲からの理解や支持（社会的支援）が重要な

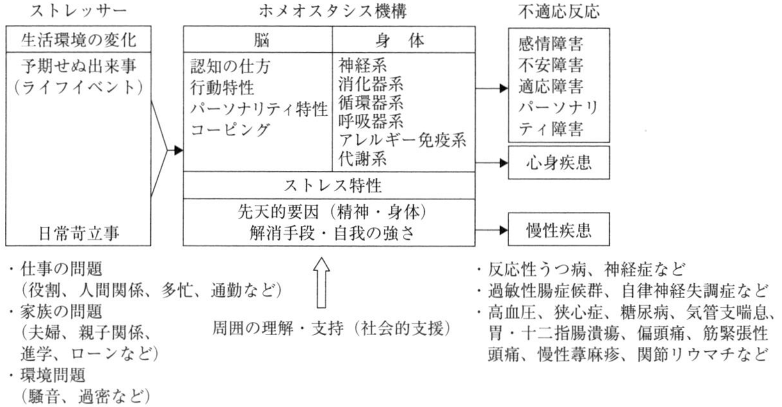


＊ホメオスタシス（homeostasis）とは、キャノン（Canon, W. B.）が外部環境の変化にもかかわらず、生活体が自己の内部環境を安定した状態に保とうとする傾向、あるいはその達成された均衡状態のことと定義している。

図 5-1　ストレスと不適応の関係
長尾　博著、図表で学ぶ精神保健、p.9、培風館、2008 年

要因であると示している。

## 2）ストレングスモデル、レジリアンス

近年、レジリアンスという概念が精神・心理学領域で注目されている。レジリアンスとは、苦難にたえて自分自身を修復する精神的回復力、復元力、耐久力などと訳され、ストレスが生み出す強さといえる。もろさという意味を持つ脆弱性の反対概念であり、自発的な治癒力の意味である。

また、これまで精神障碍者の支援はその人の弱点や問題点をアセスメントして解決を図る支援であったが、レジリアンスの概念に加えて、精神障碍者の新たな支援技法としてストレングス（強み）に着目した支援が行われている。チャールズ・A・ラップらのいうストレングスには、その人に備わっている4つの種類（①性格、②才能や技能、③望みをかなえるための環境、④頑張る動機となるような関心や願望）があり、「ストレングスモデルのケースマネジメントは人々がそれぞれに設定した目標を達成できるように支援する」と述べています。ストレングスモデルは、地域資源の活用や開発などに精神障碍者の強みを活かして地域生活を支援する視点を持ち、リカバリーという精神障碍者の

64

生活や人生の再建と創造を目的に開発された支援技法である。

### 3）ストレス脆弱性モデル

ストレスをうまく乗り越えると、自信や強さ（ストレングス）、ストレス耐性を高めることができる。しかし、ストレスにうまく対処できなかったり、対処が遅れた場合などにあとまでも影響が残り、ストレス脆弱性ができてしまうこともある。また、統合失調症の経過を研究する中から生まれてきた言葉に「ストレス脆弱性モデル」がある。その人が持つ生物学的な脆弱性や心理学的な脆弱性が精神症状と精神障害の発症の要因となる説である（図5-2）。

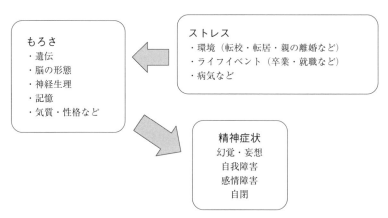

図5-2　ストレス — 脆弱性モデルによる精神症状の理解
《参考》阿部　裕、統合失調症のストレス — 脆弱性モデル（萱間真美、他編集、精神看護学、p.70、南江堂、2010）

### 4）ストレス対処の資源とストレス対処行動

人は同じ大変な出来事に遭遇しても、その人一人ひとりの持っているストレス度は異なり、このストレスの受け止め方の違いは個人の持つ対処資源に関係している。それは、①身体的健康、②自己効力感、③問題解決スキル、④社会的スキル、⑤ソーシャルサポートなどがあり、ロバート・ボール・リバーマンはストレス因子と保護因子の関係は図5-3のようになると説明している。すなわち、社会生活技能や対処技能、家族による援助、最適な薬物療法、エビデンスに基づいた心理社会的援助などの保護因子は、治療によって蓄積可能で、脆

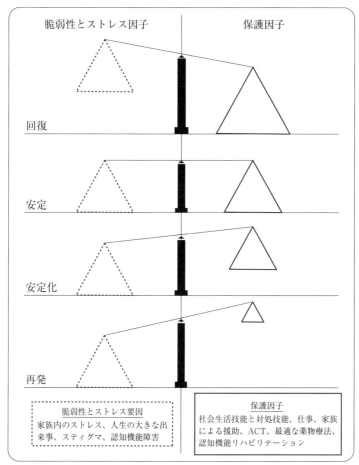

脆弱性とストレス因子　　　　保護因子

回復

安定

安定化

再発

脆弱性とストレス要因
家族内のストレス、人生の大きな出来事、スティグマ、認知機能障害

保護因子
社会生活技能と対処技能、仕事、家族による援助、ACT、最適な薬物療法、認知機能リハビリテーション

**図 5-3　脆弱性とストレス因子対保護因子の関係**
精神障害と回復、リバーマンのリハビリテーション・マニュアル p.37、星和書店、2011

弱性にストレスが加わることによる有害な影響を打ち消し、さらには克服することができると述べている。

　ストレスの状況に直面した時に生じるイライラ、不安、恐怖、怒りなどの情動を意識的にあるいは無意識的に心理的な安定を図るためにとる行動をストレス対処行動といい、ラザルス（Lazarus, R. S）らはコーピングとよんだ。コー

ピングには3つの戦略がある。

① 問題志向のコーピング

そこにある問題を除去するために積極的に問題に向かっていく方法である。例えば、定期試験がストレッサーになっている場合、その試験科目の内容が理解できるまでテキスト等で調べるなどして覚えることで問題の解決に向かわせるという行動をとる。

② 情動志向のコーピング

ストレスのコントロールが不可能と認識し、自分の気持ちを切り替えることによりストレスを回避する方法である。例えば、健康や人間関係など積極的な解決が難しいと感じたときに音楽を聴く、買い物や旅行に行くなどの行動をとるなどがある。相手に非があると問題に向かわず、飲酒やギャンブルなど行い問題から逃避してアルコール依存症、ギャンブル依存症になる危険性もある。

ストレスにうまく適応できるかどうかはその人が持っている対処行動の数と対処行動を柔軟に使いこなす能力によって決まる。

③ 回避的志向のコーピング

そこにある問題から逃げる、何もしない、考えない、時の過ぎ行くままにまかせているという行動をとる。ストレッサーに近づかないという利点もあるが、時間の経過後にストレスの問題と向き合うときが来る。

日常生活の中で、私たちは趣味に没頭したり、入浴などで気分転換を図りストレスに対処できる能力を高めストレスを管理（ストレスマネジメント）している。普段からのストレスマネジメントによってストレスに対処でき適応していく能力を高めることが重要である。

### 5）PTSD

PTSD（post-traumatic stress disorder）とは、心的外傷後ストレス障害と呼ばれ、いのちの安全が脅かされるような出来事、地震や洪水などの自然災害、激しい事故、犯罪、虐待、戦争などによって強い精神的衝撃を受け、強い不安、過覚醒、不眠、フラッシュバック、繰り返す悪夢などの症状がくり返し出現する。治療方法として薬物療法、心理療法などがある。

## 2. 危 機 理 論

### （1）危 機 と は
　広辞苑によると、危機とは大変なことになるかもしれない危うい時や場合。
危険な状態と述べている。
　Crisis を英語の辞書で調べると、以下の2つの意味を持っていた。①危機
a food crisis 食糧危機、an economic crisis 経済危機、②重大な岐路・転機
He has passed the crisis. 彼の病気は峠を越した。It was a crisis in my life.

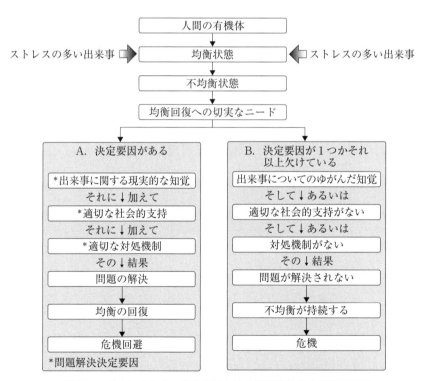

図 5-4　ストレスの多い出来事における問題解決決定要因の影響
Aguilera DC: Crisis Intervention（7th ed.）Mosby Co., 1994（小松源助、荒川義子、訳：
危機介入の理論と実際、川島書店、1997）

それが私の一生の運命の分かれ目であった。

日本語：「危」の意味は、危ない、不安定、険しいなどがある。

「機」の意味は、時期（機会、チャンス）、転換期などがある。

これらの意味から、危機は、①心理的な弱点が増大する危険、②パーソナリティが成長する、2面を表す過渡的な時期ともとらえられる。危機は、良い方向に向かう出発点にもなると考えられている。

例えば、人は強いストレスやストレスの多い出来事に遭遇すると緊張が高まり、この緊張を鎮めるためとストレスを解決するためにさまざまな対処を行う。しかし、対処がうまくいかずに失敗が続くと対処の仕方がわからなくなり混乱してしまう。このような状況が危機である。

ドナ・C.アギュレラ（Donna C. Aguilera）は、ストレスの強い出来事が知覚され、危機が回避される過程に3つの問題解決決定要因があり、その決定要因によって均衡を回復させる働きがあると述べている（図5-4）。

3つの問題解決決定要因とは、①出来事に関する現実的な知覚、②適切な社会的支援、③適切な対処機制（コーピング）である。

一方、キャプラン（G. Caplan）は「危機とは、危機的状況に陥り、それか

| 第1段階 | 習慣的な問題解決技術が試みられながら、緊張が高まる |
|---|---|

⇓

| 第2段階 | 刺激が続き、ますます不快感が感じられるので、対処がうまくできない |
|---|---|

⇓

| 第3段階 | さらに緊張が増大すると、その緊張は強力な内的刺激として働き、内的及び外的な諸資源を動員する。この段階では、緊張の問題解決機制が試みられる。問題が規定され直すかもしれないし、あるいは目標のある側面が達成できないということで断念されたり、また放棄されたりするかもしれない |
|---|---|

⇓

| 第4段階 | 問題が持続し、しかも解決することも、避けることもできない場合には緊張が増大し、そして非常な混乱が生ずる |
|---|---|

図 5-5　キャプランの危機の発達段階
深沢裕子　作成（坂田三允　総編集、精神看護エクスペール16 リエゾン精神看護、p.27、中山書店、2006）

ら逃れることもできず、それまで使い慣れた問題解決手段によっても解決できずに心理的均衡を失った状態である」と定義した。従来の問題解決方法では対処できないときに、緊張が高まり、不安の徴候が表れ、危機状態に陥るという以下の4つの発達段階を示している（図5-5）。第4段階で混乱が持続すると、パーソナリティの統合性が失われ、精神症状を発症することが多くある。

### 1)　発達的危機と状況的危機

発達的危機はエリクソンの発達理論に基づき、生涯の中で必ず直面し、それを乗り越えることで成長していく危機であり、「成長のための痛み」といわれている。発達の危機は、離乳・入学・思春期・結婚・出産・就職・更年期・定年などがある（図5-6）。

状況的危機とは、災害や事故、突然の病気などの予測のつかない偶発的危機、テロ・戦争や不況などの社会不安、病気や失業による困窮、離婚、離別などの社会的危機がある。

危機にうまく対処できなかったり、対処が遅れるとストレス脆弱性ができる

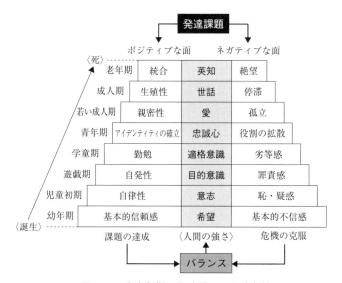

図5-6　人生各期の発達課題と発達危機
出典：小島操子著、看護における危機理論・危機介入　改訂3版、p.14、金芳堂、2014

こともある。ストレスにうまく対処できるとストレス耐性が形成され、成長の機会となる。

## 2）危機への適応

フィンク（Fink SL）は、「危機とは個々人が出来事に対して持っている通常の対処する能力が、その状況を処理するのには不十分であるとみなした混乱した状態である」と定義している。そして、人が危機に陥った段階から適応へ向かう過程をモデル化して説明している。危機のプロセスを、衝撃、防御的退行、承認、適応の連続する以下の4つの段階であらわしている。

Ⅰ　第1段階：衝撃の段階

　　迫りくる危険や驚異のために、自己の存在が脅かされるときに感じる心理的衝撃。強烈な不安、パニック、無力状態を示し、思考が混乱して計画や判断、理解することができなくなる。また、息苦しさ、頭痛、嘔気、嘔吐、失神などの急性身体症状を現す。

Ⅱ　第2段階：防御的退行の段階

　　危機や脅威を感じさせる状況に直接的・現実的に直面するにはあまりに恐ろしく、圧倒的なために、無関心あるいは多幸症の状態を示す。これは変化に対する抵抗であり、現実逃避、否認、抑圧、願望志向のような防衛機制を用いて、自己の存在を維持しようとする。したがって、不安は軽減し、急性身体症状も回復する。

Ⅲ　第3段階：承認の段階

　　危機の現実に直面する時期。そして現実を吟味しだし、もはや変化に抵抗できないことを悟り、自己イメージの喪失を体験する。無感動あるいは怒りを伴った抑うつ、苦い苦しみ、切ない悲しみ、強度な不安などを示し、再度混乱を体験するが、次第に新しい現実を知覚して自己を再調整していく。

Ⅳ　第4段階：適応の段階

　　建設的な方法で積極的に状況に対処する時期

## 3．ストレス、危機を持つ人への看護

　ストレス、危機を持つ人にどのような看護を展開していけるかをあげてみる。

1)　アセスメント：危機を促進している出来事は何か、問題解決に影響を与えている要因は何か。

　　①出来事をどのように知覚しているか。客観的に知覚しているか。②ソーシャルサポートシステムの有無、数、内容等（社会的支援）。③危機に陥る前の状態とコーピングメカニズム（対処機制）

2)　計画立案：危機に陥る前の状態に戻す計画あるいはそれより安定した状態を目標とする。バランス保持要因の補充と強化に重点を置く。

3)　実施：現在の状況に焦点を当てる。

　　①ストレス、危機の状況に陥った出来事を理解する。②情緒反応、精神症状に対する援助。③コーピングメカニズムを強固にする方法を自ら見いだせるように援助する。④ソーシャルサポートの活用

4)　評価：危機に陥る前の状態に戻っているか、あるいはそれより安定した状態になったか。

　　①ストレス、危機の状況に陥った出来事を客観的にとらえられてきたか。②情緒反応、精神症状の改善はみられたか。③コーピングメカニズムは有効に機能しているか。④ソーシャルサポートシステムを持つことができ、活用できたか。

## 4．課　　　題

1)　次のページにある自我強度尺度を使ってあなたの自我強度をチェックしてみましょう。

2)　あなたの経験してきたストレスとそのストレス対処法を整理して、考察してみましょう。

表 5-4　自我強度尺度

---

自我強度尺度（高校生・大学生用）

次の質問を読んで日頃のあなたにあてはまるものに○印をつけてください。

| | | | | |
|---|---|---|---|---|
| (1) | 私は思いどおりにならないとき、がまんできるほうである | はい | いいえ | わからない |
| (2) | 私は、自分のことをよく知っているほうである | はい | いいえ | わからない |
| (3) | 私は、時と場合によってハメをはずすことができる | はい | いいえ | わからない |
| (4) | 夢や空想は、自分にとっては今、生きていることよりも関心がある | はい | いいえ | わからない |
| (5) | 私は、よく切れやすい | はい | いいえ | わからない |
| (6) | 人の気持ちがわからないほうだと思う | はい | いいえ | わからない |
| (7) | 私は、いつももの考え方が主観的、空想的だといわれる | はい | いいえ | わからない |
| (8) | 問題に直面した時、合理的解決法を知っているほうである | はい | いいえ | わからない |
| (9) | 私は、融通性がないほうだと思う | はい | いいえ | わからない |
| (10) | 時々、自分のことがさっぱりわからなくなる | はい | いいえ | わからない |
| (11) | 私は、いつも緊張している | はい | いいえ | わからない |
| (12) | 私は、人からあてにされ、安定感のあるタイプである | はい | いいえ | わからない |
| (13) | 私は、いつも感情的となって失敗しやすい | はい | いいえ | わからない |
| (14) | 自分はどういう人間なのか自分の性格がまだよくわからない | はい | いいえ | わからない |
| (15) | 私は、現実を正しく見抜けるほうだ | はい | いいえ | わからない |
| (16) | 私は、ストレス発散方法をよく知っている | はい | いいえ | わからない |
| (17) | 私は、がんこだとよくいわれる | はい | いいえ | わからない |
| (18) | 道徳的に許されないことを他の方法（趣味や気ばらし）でごまかされる | はい | いいえ | わからない |
| (19) | あまり現実の世界に関心がなく、自分の世界を大切にする | はい | いいえ | わからない |
| (20) | 私は、イライラしやすいタイプである | はい | いいえ | わからない |
| (21) | 私は、いい出したら人のいうことを聞かないところがある | はい | いいえ | わからない |
| (22) | 私は、直接、他者へ攻撃を示すので嫌われやすい | はい | いいえ | わからない |
| (23) | したいことをこらえるのは苦手だ | はい | いいえ | わからない |
| (24) | 私は、ものごとを正しく、客観的にとらえることができる | はい | いいえ | わからない |

---

採点方法：「はい」を3点、「わからない」を2点、「いいえ」を1点とする。
長尾　博著：図表で学ぶ精神保健、p.96、培風館、2008。

3)　あなたの経験してきた危機（発達的危機と状況的危機）を整理して、考察してみましょう。

**参考文献**

長尾 博著：『図表で学ぶ精神保健』、培風館、2008。

吉浜文洋他編集：『学生のための精神看護学』、医学書院、2010。

日本精神保健福祉士養成校協会編集：『精神保健学』、中央法規、2009。

大熊輝雄著：『現代臨床精神医学』、金原出版、2008。

武井麻子他著：『精神看護の基礎、精神看護学1』、医学書院、2014。

新村出版記念財団：『広辞苑第六版DVD-ROM版』、岩波書店、2008。

吉松和也他編：『精神看護学I第5版』、ヌーベルヒロカワ、2010。

Holmes, T.H., Rahe, R.H. 著，吉松和哉訳 (1967) The social readjustment rating scale., Journal of Psychosomatic Research, 11 (2), pp.213-218.

萱間真美、他編集：『精神看護学』、南江堂、2010。

小松　歩：園生活におけるメンタルヘルス、保育者の役割。岸井勇雄ら監修、精神保健、同文書院、2005。

Aguilera DC: Crisis Intervention (7th ed.) Mosby Co., 1994（小松源助、荒川義子、訳：危機介入の理論と実際、川島書店、1997）。

坂田三允編：『精神看護エクスペール⑯リエゾン精神看護』、中山書店、2006。

池淵恵美監訳：『精神障害と回復、リバーマンのリハビリテーション・マニュアル』、星和書店、2011。

小島操子著：『看護における危機理論・危機介入　改訂3版』、金芳堂、2014。

山岸勝栄編：『スーパー・アンカー英和辞典』、学習研究社、2003。

萱間真美著：『ストレングスモデル実践活用術』、医学書院、2016。

Charles A. Rapp, Richard J. Goscha, 田中英樹訳：『ストレングスモデル』、金剛出版、2008。

Robert Paul Liberman, 西園昌久他訳：『精神障害と回復 ― リバーマンのリハビリテーション・マニュアル ―』、星和書店、2011。

# 第 6 章

# 環境と精神の健康

　17世紀の思想家・数学者であったフランスのブレーズ・パスカル（Blaise Pascal）は、「人間は考える葦である」と言っている。「人間は、自然や運命の暴威に対し無力であるが、それに従順に従い、そして暴威をくぐり抜けて、また元のように、みずからの姿で立ち上がる」と解釈されている。つまり、さまざまな環境に適応できるということを意味していると考えられる。

　現代社会は、人口構造の急激な変化、価値観の多様化、社会構造の複雑化など人々を取り巻く社会環境は大きく変化している。健康状態は、病因と主体（人間）条件と環境の3つの要因が相互に影響しあって決定される。この章では、環境の中の心理社会的環境として社会の基本的単位である家庭環境、学校を中心とした教育環境、働く場としての職場環境における心の健康について学ぶ。

キーワード；家庭、学校、職場

## 1. 家庭環境と精神の健康

### （1）家族の構造と機能

　家族とは、居住を共にすることによってひとつのまとまりを形成した親族集団のことである。また、「産み、産まれる」かかわりの中から生じた親と子という絆、そうしたものによって繋がっている血縁集団を基礎とした小規模な共同

表 6-1　家族がもつ機能と変化

| 機能 | 内容 | 社会的代替え機能／現在の変化 |
|---|---|---|
| 性的機能 | 結婚という制度により、その範囲内において性を許容するとともに婚外の性を禁止する機能を果たす。 | 同棲、未婚の母、事実婚 |
| 生殖機能 | 子孫を残す | 子どもをもたないことを選択 |
| 扶養機能 | 老親等の介護や子どもの扶養をする機能 | 保育園、介護施設 |
| 経済的生産的機能 | 共同生活の単位として農場や自営業など、家族が生産にかかわる | 会社／工場など家族外での生産活動 |
| 保護機能 | 外敵からの攻撃に対して家族メンバー（特に女性、乳幼児、病者）を保護する | 警察／病院など |
| 教育的（社会化）機能 | 家族は子どもを育てて、社会に適応できる人間に教育する機能をもつ。子どもは家族の中で人間性を形成し、文化を内面化し社会に適応する能力を身につけていく | 幼稚園／学校など |
| 宗教的機能 | 宗教や文化の継承 | 宗教が無視される傾向 |
| 娯楽的機能 | 家庭内での娯楽を楽しむ | 遊園地・映画館 |
| 社会的地位付与機能 | 親の職業、地位を引き継ぐ | 世襲制度の弱体化 |

吉松和哉・小泉典章・川野雅資編集：精神看護学Ⅰ、ヌーヴェルヒロカワ、p.142.

体が、家族である。家族は社会を構成する基本的な単位である。個人の心身の成長、健康の維持・増進に家族の果たす役割は大きい。家族の機能には、性的機能、生殖機能、経済的生産的機能、保護機能、教育的（社会化）機能、宗教的機能、娯楽的機能、社会的地位付与機能がある。しかし、これらの家族の機能は現代の社会変化に伴う家族形態の変化により、大きく変容している。(表6-1)

## （2）　現代家族の抱える問題
### 1）　家族をめぐる人口動態の動向

　1950年代以降（高度経済成長期）の家族変動の最も顕著なものは、同居親族数が減少したことおよび共同体の力の減退に伴って家族の基盤に変容が生じ

たことの2つの特徴があげられる。多数の人口が農村から都市へ移動し、兄弟の数も減った。戦後社会で育った子どもたちはすでに中年から高齢にさしかかり、不況の中で社会から孤立する者が急速に増え、無縁社会という言葉まで生まれた。1980年代以降は、夫婦の共働きも一般化しつつある。それによって育児や子育てが保育園や学童クラブ、地域の野球やサッカー、スイミングスクールなどのスポーツクラブ、学習塾などに一時的に委託されることも増え、性別役割分業の見直しが進みつつある。高齢化社会に伴う老親の扶養の問題も深刻化してきた。また、女性の社会進出に伴い女性が旧姓を通称として用いることが多くなってきたほか、選択的夫婦別姓制度導入などを求める声も大きくなってきている。

厚生労働省の人口動態調査によると、2019（和元）年の出生数は、86万5,234人（前年比5万3,166人減）であり、特殊合計出生率1.36と4年連続減少している。2020年5月、国は「少子化社会対策大綱」において希望出生率1.8の実現を明記した。

「令和婚」といわれた令和元年の婚姻件数59万8,965件（1万2,484件増）と7年ぶりに増加したが、離婚件数は増加208,496組（平成30年208,333組から163組増加）であった。また、2018年の初婚年齢は夫31.1歳、妻29.4歳と晩婚化が進んでいる。

### 2）家庭における精神保健上の問題

① 家出

2013（平成25）年に警察庁が受理した行方不明者の件数は83,948件である。そのうち18歳未満の少年の数は18,832人である。男女別では、女子の占める割合が47.1％である。年代別では、中学生が最も多く7,865人であり、全体の41.8％を占めている。（表6-2）

現代の耐性欠如型の子どもたちは、親の叱責などで簡単に家出する。また、受験体制からはじき出された子どもたちは、仲間を求めて非行に走り家出に至ることがしばしばある。家出は、非行・不良行為等の問題行動の発端となったり、社会的な事件に巻き込まれたりすることもある。

表 6-2 家出少年の学識別状況（2013 年）

| 区分＼学識別 | 総数 | 未就学 | 小学生 | 中学生 | 高校生 | 大学生 | その他の学生 | 有職少年 | 無職少年 |
|---|---|---|---|---|---|---|---|---|---|
| 総数（人） | 18,832 | 248 | 2,002 | 7,865 | 4,945 | 236 | 398 | 1,139 | 1,999 |
| うち女子 | 8,862 | 106 | 585 | 3,598 | 2,770 | 125 | 188 | 408 | 1,082 |
| 総数に占める女子の割合（％） | 47.1 | 42.7 | 29.2 | 45.7 | 56.0 | 53.0 | 47.2 | 35.8 | 54.1 |

資料／警察庁編「平成 26 年版警察白書」

② ドメスティックバイオレンス

　ドメスティック・バイオレンス（domestic violence、以下略称：DV）とは、同居関係にある配偶者や内縁関係の間で起こる暴力のことである。近年ではDVの概念は婚姻の有無を問わず、元夫婦や恋人など近親者間に起こる暴力全般を指す場合もある。一般的に暴力を好意的に受け止める人間は極めて限定的であるという考えから、DVの被害に対して別れればよい、付き合わなければよいという単純な解決法を提示する人もいる。しかし、基本的にDVにおいて重要なのは単純な暴力行為だけではなく、暴力の合間に見せる僅かな見せ掛けの「優しさ」による被害者の加害者に対する信頼の再生産が重要であり、これが被害者と加害者のDV関係を修復・強化する重要な要素になる。DVの解決において加害者のみならず被害者にもカウンセリング等の対処が必要となるのはこの点にある。

　また、こうした暴力・虐待行為の現場に子どもが居合わせることがある（面前DV）。子どもに暴力を見せつけることも、被害者と子ども双方に対する虐待である。子どものいる家庭で暴力事件が発生した場合、約7割の家庭で虐待を受ける父親または母親を子どもが目撃し、さらに、その3割が実際に父親または母親などからの暴力を受けていることが報告されている。

　男はこうあるべきだ、女はこうあるべきだという偏見を「性的役割」（または「ジェンダー・バイアス」）と呼称されるが、東京都の調査では、性的役割分業観に肯定的な人ほど異性への性的暴力や精神的暴力に対しても寛

容であるという傾向を見いだしている。WHOの調査でも性的役割観とDV被害の相関が指摘されている。また、同調査では加害者は被害者に対するコントロール傾向が強いことが指摘されている。また、加害者の多くに発達障害や自己愛性パーソナリティ障害がみられる。

③　家庭内暴力

　家庭内暴力とは、子どもが親や祖父母などにふるう暴力をいう。世間体をはばかり親が黙って耐えることが多く、病院や相談機関を訪れるのはごく一部とみられ実態把握が困難である。2017年に警察が認知した家庭内暴力の件数は2,996件であり、対象は母親に対してが62.1％と最も多い（表6-3）。例外的な事例では暴力が殺人や傷害に至ったり、あるいは逆に暴力を受けた側が本人を殺害したりしてしまうようなこともある。

④　児童虐待

　児童虐待（child abuse）とは、親または親に代わる保護者が非偶発的に児童に身体的障害あるいは心理的障害を加える行為であり、児童の権利の重大な侵害である。児童虐待問題の深刻化したことから、児童虐待の早期発見・早期対応および虐待を受けた児童の適切な保護などを目的として、2000（平成12）年5月には、「児童虐待防止に関する法律」（児童虐待防止法）が成立した。この法律では、児童虐待の定義、学校、病院などの教職員、医師、保健師、弁護士などは早期発見に努めなければならないこと、児童虐待を発見した人はすべて、児童相談所または福祉事務所に通告することが義務付けられていることのほか、都道府県知事による立ち入り調査や警察の介入などについて定められている。

表6-3　少年による家庭内暴力の対象別状況（平成29年）

| 対象別 | 母親 | 父親 | 兄弟姉妹 | 同居の親族 | 家財道具等 | その他 | 総数 |
|---|---|---|---|---|---|---|---|
| 件数（件） | 1,861 | 329 | 239 | 147 | 390 | 30 | 2,996 |
| 構成比（％） | 62.1 | 11.0 | 8.0 | 4.9 | 13.0 | 1.0 | 100.0 |

平成30年度「児童生徒の問題行動等生徒生と指導上の諸問題に関する調査」（文部科学省初等中等教育児童生徒課）

【児童虐待の類型】

A. 身体的虐待：児童の身体に外傷が生じ、または生じるおそれのある暴行を加えること。

B. 性的虐待：児童に猥褻な行為をすること、または児童をして猥褻な行為をさせること。

C. ネグレクト：児童の心身の正常な発達を妨げるような著しい養育の遺棄、あるいは放置。

D. 心理的虐待：児童に著しい心理的外傷を与える言動を行うこと。

児童虐待対策の現状と今後の方向性

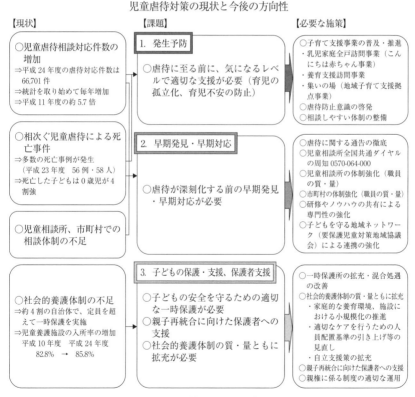

図6-1　児童虐待対策の現状と今後の方向性
厚生労働省雇用均等・児童家庭局総務課

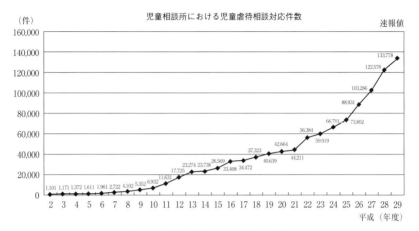

**図6-2　児童虐待の対応件数の推移**
NPO法人　児童虐待防止全国ネットワーク　厚生労働省資料より作成

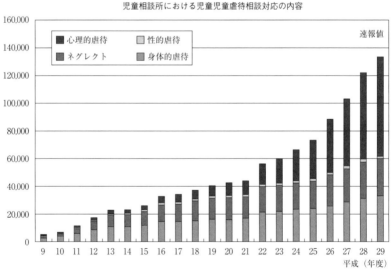

**図6-3　児童虐待相談内容の推移**
NPO法人　児童虐待防止全国ネットワーク　厚生労働省資料より作成

2017年度に18歳未満の子どもが保護者から虐待を受けたとして児童相談所が対応した件数は13万3,778件（前年度比1万1,000件9.1%増）であった。児童虐待対応件数は、統計を取り始めた平成2年以降、毎年過去最多を更新し続けている。

虐待の内容別の件数では、「心理的虐待」が72,197件で最多であった。

「心理的虐待」には、言葉による脅しや無視だけでなく、きょうだい間で差別的な扱いをする、子どもの目の前で家族に対して暴力をふるう（ドメスティック・バイオレンス、いわゆる面前DV）、きょうだいに虐待行為を行う、などの行為も含まれている。次いで、殴るなどの暴行を加える「身体的虐待」が3万3,223件、子どもの世話をしない「ネグレクト」が2万6,818件、「性的虐待」が1,540件であった。

近年の傾向としては、虐待全体に占める身体的虐待の割合が低下する傾向にあり、平成25年度以降は心理的虐待が最も大きな割合を占めるようになっている。厚生労働省によると、心理的虐待が増加した要因として、子どもがいる家庭内で配偶者に対する暴力があるケース（いわゆる面前DV）について、警察から児童相談所への通告が増加したことが挙げられている。

⑤　高齢者虐待

高齢者に対する虐待の深刻さが社会問題化し、高齢者の尊厳の保持のため高齢者の虐待防止に関する国の責務や虐待を受けた高齢者の保護、養護者の支援措置のために2005（平成17）年「高齢者の虐待の防止、高齢者の養護者に対する支援等に関する法律」（通称：高齢者虐待防止法）が制定、2006（平成18）年に施行された。

この法律では、対象の「高齢者」とは65歳以上（介護を要しない者も含む）で、「養護者」とは家族など高齢者を現に養護する者。「高齢者虐待」として、養護者や養介護施設・養介護事業等の従事者などによる①身体的虐待、②ネグレクト（著しい減食・放置、養護者以外の同居人による虐待行為の放置）、③心理的虐待、④性的虐待、⑤経済的虐待（高齢者の財産を不当に処分したり、不当に財産上の利益を得ることで親族による行為も該当）、の5つを規定している。虐待を発見した者は市町村に速やかに通報する努力

義務があり、特に養介護施設、病院、保健所、医師、保健師、弁護士などは虐待の早期発見に努めなければならない。通報を受けた市町村は安全確認をし、必要な場合は地域包括支援センターの職員などによる立入調査や入所措置を講じる。高齢者虐待の背景には家族の介護疲れがあることを踏まえ、市町村は養護者の負担軽減に向けた相談支援を講ずることとされている。家族による虐待防止だけでなく、養介護施設（老人福祉施設など）や養介護事業（居宅サービス事業など）の従事者による虐待防止を明記した点が、児童虐待防止法にはない特徴である。施設等に職員の研修、苦情処理体制整備、従事者の虐待防止措置を講ずることを課している。該当する虐待状況が生じた場合には、その後とった措置を含めて都道府県知事により公表される。本法の実際の活用においては、児童虐待と同様に被害者が加害者である家族をかばい問題が表面化しにくい点、証拠の残りにくい暴言の認定、寝たきりや認知症の場合の保護サービスへのアクセス手段や意思表示などに課題がある。

⑥　空の巣症候群

　40代から50代の女性によく見られる抑うつ症状。子育ての終了を迎えた女性が、空虚感、抑うつ感から神経症やうつ病、アルコール依存症になること（Kinsey, A. 米）をいう。子育てが終わり、子どもが家を巣立っていったあたりからこの症状が出てくることが多いためこう呼ばれる。子どもが自立し、夫は仕事で忙しくかまってくれず夫婦生活もないに等しくなり、涙もろくなり、夫の定年が近くなってくると退職、即離婚といった方に展開していくこともある。


## 2.　教育の場と心の健康


### （1）　学校の役割

　学校は、成長発達しつつある児童・生徒が教育を受ける場である。「教育は、人格の完成をめざし、平和で民主的な国家及び社会の形成者として必要な資質を備えた心身ともに健康な国民の育成を期して行わなければならない」（教育基本法）とあるように、「たくましく生きる人間」の育成を目的としている。

しかし、学校を中心とする教育環境には、学力偏重教育や受験戦争の影響などのため児童・生徒、教員の精神保健上に多くの課題がある。

### （2）学校における精神保健上の担当者

#### 1）養護教諭

養護教諭は主として保健室で活動し、児童生徒には個別の健康相談に加えて、学級や集団を対象として保健指導・保健学習を行っている。不登校児童生徒への保健室登校で、養護教諭が継続的支援を行っていることも多い。養護教諭は、子どもの状態に応じて子ども、友人、教師、保護者、スクールカウンセラーと連携を取りながら対応している。

#### 2）スクールカウンセラー

子どもを取り巻く問題が増える現状を受け、1995年にスクールカウンセラーが導入された。スクールカウンセラーの業務は、児童生徒に対する相談のほか保護者及び教職員に対する相談、教職員等への研修、事件・事故等の緊急対応における被害児童生徒の心のケアなど、ますます多岐にわたっており学校の教育相談体制に大きな役割を果たしている。

スクールカウンセラーは、児童生徒が抱える問題に学校ではカバーし難い多くの役割を担い、教育相談を円滑に進めるための潤滑油、仲立ち的な役割を果たしている。主な業務は、①児童生徒に対する相談・助言②保護者や教職員に対する相談（カウンセリング、コンサルテーション）③校内会議等への参加④教職員や児童生徒への研修や講話⑤相談者への心理的な見立てや対応⑥ストレスチェックやストレスマネジメント等の予防的対応⑦事件・事故等の緊急対応における被害児童生徒の心のケアである。スクールカウンセラーが相談に当たる児童生徒の相談内容は、不登校に関することが最も多いが、いじめ、友人関係、親子関係、学習関係等多岐にわたっており、近年は、発達障害、精神疾患、リストカット等の自傷やその他の問題行動などますます多様な相談に対応する必要性が生じている。また、近年様々な課題に直面する学校現場でストレスを抱える教員が増加していることが、精神疾患による休職者数の増加に表れている。教員のストレスは、職場内におけるものに起因する割合が高く、こう

した教職員のメンタルヘルスに求められるスクールカウンセラーの役割も期待
されている。

### 3）教員のメンタルヘルス

　教育現場における心の問題を考える場合、児童生徒だけでなく教師のメンタ
ルヘルスも忘れてはならない。教師はいじめや不登校の問題への対応、保護者
をはじめとする地域住民との関わり、教育システムの急激な変化、学校の人事
管理体制の問題など、多くのストレスを抱えている。

　2019 年（令和元年）OECD　国際教育指導環境調査（TALIS）中学調査報
告では、教員の 1 週間当たりの勤務時間の長さは日本が 5 年前の調査と同様第
1 位であった（表 6-4）。

　2017（平成 29）年度、公立小中学高校などの教員のうち病気での休職者は
7,796 人で、このうち精神疾患による休職者は 5,077 人（前年度比 186 人増）
で全職員の 0.55％にあたる。精神疾患による休職は 2007（平成 19）年度以降
5,000 人前後で推移している。多忙でストレスを抱えることが要因の一つとみ

表 6-4　1 週間当たりの中学校教員の勤務時間

| 1 位　日本 | 56.0 時間 |
|---|---|
| 2 位　カザフスタン | 48.8 時間 |
| 3 位　アルバータ（カナダ） | 47.0 時間 |
| 最下位　ジョージア | 23.5 時間 |

OECD　国際教育指導環境調査（TALIS）中学調査小中
学調査結果　2019.6.19 発表（2018 年 2 月～3 月調査）

表 6-5　教職員の精神疾患による病気休職者数（平成 20 年度～平成 28 年度）

| | 24 年度 | 25 年度 | 26 年度 | 27 年度 | 28 年度 | 29 年度 |
|---|---|---|---|---|---|---|
| 精神疾患による休職者数（人） | 4,960 | 5,079 | 5,045 | 5,009 | 4,891 | 5,077 |
| 在職者に占める精神疾患の割合（％） | 0.54 | 0.55 | 0.55 | 0.54 | 0.53 | 0.55 |

平成 29 年度公立学校職員の人事行政状況調査

られている。世代別では30代（0.63％）が最も割合が高く、40代（0.62％）、
50代（0.57％）となっている。現場で経験を積み責任が増す年代ほど心の病に
かかる傾向がある。政審疾患での休職者は急増しており、最近25年で4倍超
になっている。

## （3） 学校における精神保健上の問題
### 1） 暴　　力

　教育現場における暴力行為は、子どもたちのストレス耐性の低下が指摘され
ており、最近の傾向として凶悪化、粗暴化してきており、憂慮すべき状況であ
る。中学生では、精神面の発達と身体面の発達のアンバランスから、情緒的混
乱をきたしやすい。

　小・中・高等学校における、暴力行為の発生件数は平成29年度63,325件で
あった（表6-6）。暴力行為の発生件数は、小学校28,315件（前年度22,841件）、
中学校28,702件（前年度30,148件）、高等学校6,308件（前年度6,455件）の
合計63,325件（前年度59,444件）。中学校は平成25年度をピークに減少、高
等学校は平成19年度10,739件をピークに減少している。反面、小学校は年々
増加しており、子どもの暴力の低年齢化が懸念されている。

　暴力行為に対しては、心理・発達・教育・環境の観点から子どもの攻撃性へ
のアセスメントを行い、子どもに関わる者同士が連携をとっていくことが大切
である。

表6-6　学校内外における暴力行為発生件数の推移

（件）

|  | 24年度 | 25年度 | 26年度 | 27年度 | 28年度 | 29年度 |
|---|---|---|---|---|---|---|
| 小学校 | 8,296 | 10,896 | 10,609 | 15,927 | 22,841 | 28,315 |
| 中学校 | 38,218 | 40,246 | 32,986 | 31,322 | 30,148 | 28,702 |
| 高等学校 | 9,322 | 8,203 | 6,392 | 6,162 | 6,455 | 6,308 |
| 合計 | 55,836 | 59,345 | 49,987 | 53,411 | 59,444 | 63,325 |

平成29年度「児童生徒の問題行動等生徒生と指導上の諸問題に関する調査」（文部
科学省初等中等教育児童生徒課）

## 2）い じ め

　小中学校、高校、特別支援学校におけるいじめの認知（発生）件数は、前年度比 9 万 1,235 件増の 41 万 4,378 件。昭和 60 年度の調査開始以来、過去最多となった。児童生徒 1,000 人あたりの認知件数は 30.9 件（前年度 23.8 件）。いじめ防止対策推進法第 28 条第 1 項に規定する重大事態の発生件数は、前年度比 78 件増の 474 件だった。

　学校別では、小学校 31 万 7,121 件（前年度 23 万 7,256 件）、中学校 8 万 424 件（前年度 7 万 1,309 件）、高校 1 万 4,789 件（前年度 1 万 2,874 件）、特別支援学校 2,044 件（前年度 1,704 件）。小学校での増加が目立ち、特に小学校低学年が多い傾向にある。

　いじめの態様では、「冷やかしやからかい、悪口や脅し文句、嫌なことを言われる」が 62.3％と最も多く、「軽くぶつかられたり、遊ぶふりをして叩かれたり、蹴られたりする」21.0％、「仲間はずれ、集団による無視をされる」14.1％と続いている。「パソコンや携帯電話などで、ひぼう・中傷や嫌なことをされる」も 3.0％あった。

　いじめ発見のきっかけは、「アンケート調査など学校の取組みにより発見」が 52.8％と最も多く、ついで「本人からの訴え」18.0％、「学級担任が発見」11.1％、「当該児童生徒（本人）の保護者からの訴え」10.2％など。いじめられた児童生徒の相談状況は、「学級担任に相談」が 79.5％を占めた。

表 6-7　いじめの認知（発生）件数の推移

|  | 24 年度 | 25 年度 | 26 年度 | 27 年度 | 28 年度 | 29 年度 |
|---|---|---|---|---|---|---|
| 小学校 | 117,384 | 118,805 | 122,734 | 151,692 | 122,734 | 151,692 |
| 中学校 | 63,634 | 55,248 | 52,971 | 59,502 | 52,971 | 59,502 |
| 高等学校 | 16,274 | 11,039 | 11,404 | 12,664 | 11,404 | 12,664 |
| 特別支援学校 | 817 | 768 | 963 | 1,274 | 963 | 1,274 |
| 計 | 198,109 | 185,860 | 188,072 | 255,132 | 188,072 | 255,132 |

（注）平成 25 年度からは高等学校に通信制課程を含める。
　　　平成 29 年度「児童生徒の問題行動等生徒指導上の諸問題に関する調査」について

　いじめの問題はしばしば深刻な社会問題へ発展する。国は、平成25（2013）年いじめ防止対策推進法を成立させ施行した。いじめが、いじめを受けた児童等の教育を受ける権利を著しく侵害し、その心身の健全な成長及び人格の形成に重大な影響を与えるのみならず、その生命又は身体に重大な危険を生じさせるおそれがあるものであることに鑑み、児童等の尊厳を保持するためいじめの防止等のための対策に関し、基本理念を定め国及び地方公共団体等の責務を明らかにした。また、いじめの防止等のための対策に関する基本的な方針の策定について定めるとともに、いじめの防止等のための対策の基本となる事項を定め、いじめの防止等のための対策を総合的かつ効果的に推進することを目的とすることとしている。

### 3）不 登 校

　「不登校」とは、「病気」と「経済的理由」以外の原因で「年間30日以上」の長期欠席をした児童生徒をいう。文部科学省が2020年10月22日公表した問題行動・不登校調査によると、2019年度に不登校が理由で小中学校を30日以上欠席した児童生徒は18万1,272人で、過去最多を更新した。増加は7年連続で、約10万人が90日以上欠席していた。

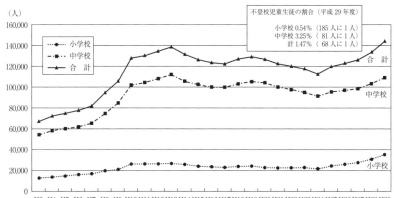

（注）平成25年度からは高等学校に通信制課程を含める。
平成29年度「児童生徒の問題行動等生徒指導上の諸問題に関する調査」について
（文部科学省初等中等教育局児童生徒課）

図6-4　不登校児童生徒数の推移

　内訳は、小学校が5万3,350人、中学校が12万7,922人。学年が上がるごとに人数が増え、中学3年生は4万8,271人だった。全体の児童生徒に占める割合は、小学校で0.8％、中学校で3.9％。

　不登校の主な原因は「無気力、不安」が最も多く、「いじめを除く友人関係」「親子の関わり」が続いた。学校などで指導を受けた結果、19年度中に登校するようになった児童生徒は、全体の22.8％にとどまった。

　高校は5万100人で、前年度を下回ったが、横ばいが続いている。

　不登校の増加について、文科省は「憂慮すべき状況」としつつ、休養の必要性や支援強化をうたった教育機会確保法が17年に施行され、「趣旨が浸透してきた側面もある」としている。

　不登校の要因を「本人に係る要因」で見ると、「『不安』の傾向がある」では、「家庭に係る状況」「いじめを除く友人関係をめぐる問題」が多く、「『無気力』の傾向がある」では、「家庭に係る状況」「学業の不振」が多い結果に。「『学校における人間関係』に課題を抱えている」では、「いじめを除く友人関係をめぐる問題」が突出、「『あそび・非行』の傾向がある」では、「家庭に係る状況」「学校のきまり等をめぐる問題」が多い結果であった。

　不登校の増加について教育関係者などの間では、いじめ自殺事件や体罰自殺事件などが相次いだことにより、子どもの安全のため不登校を容認する保護者が増えたことが原因の一つと見る向きもある。

　中学校での不登校の増加では、小学校から中学校進学時の急激な変化になじめない「中1ギャップ」なども原因の一つと指摘されている。

### 4）スチューデント・アパシー（学生無気力症）

　スチューデント・アパシーとは、「大学生に見られる、慢性的な無気力状態を示す男性に特有の青年期発達の障害」（Walters, P.A）をいう。一般的にスチューデント・アパシーが発生すると想定されている年代は18歳〜22歳の大学生の時期である。しかし、現代社会では意欲減退・無気力の「低年齢化」が見られると同時に、就職をして社会人（サラリーパーソン）になった20代半ば以降にも「アパシーの長期遷延（中年期のアパシー）」が見られることがあり、うつ病と識別されるアパシーシンドロームはどの世代にも発症し得る症

候群になっている。

　思春期・青年期は、脳の器質的成熟や友人・異性との人間関係、将来の進路選択の悩みなどで不安定な落ち着かない気持ちになりやすい時期ではある。学校生活や友人関係、将来の目標などに対する無気力さが起こってくるのは、自我が強まり学習課題が難しくなってくる中学生からが多く、小学生の段階では無気力の問題が前面に出てくることは比較的少ない。中学生段階の無気力・無関心・意欲減退の問題は、学校に適応できなくなり通学もしなくなる「不登校」となって現れやすいが、無気力さの強い生徒では不登校状態に対する罪責感・焦燥感・劣等感のようなものがあまり生じないことが多いようである。情緒的ひきこもりや空虚感などの状態を示し、長期留年や休学といった形で現れやすい。アルバイトなどの大学生活以外の活動には関心を示すこともある。他者との比較・競争があって成功と失敗の結果がつきまとう「本業」から退却しやすくなる理由としては、自分の能力・適性の限界が明らかになって、自尊心が傷ついたり劣等感を味わわせられたりするリスクがあるということが考えられる。学業や就職に真剣に取り組んだ結果として、自分の期待に見合う結果が得られない場合には、「真剣にやらなかったらできなかっただけ（もう少し真面目にやっていればもっと良い結果が出せた）」というエクスキューズ（言い訳）ができなくなり、「自分の実力や仕事はこのようなものである」という自己の限界の意識を持たされやすくなる。そのため「自己愛・自尊心の傷つき」を回避しようとする完全主義志向の人や自己の想像的な特別視が強い人は「本業（勉強・仕事）」に対して無気力になりやすく、「副業（遊び・娯楽）」に対しては意欲的になりやすい。

## 5）摂食障害

　摂食障害は、神経性やせ症と神経性大食症に大別される。多くは思春期・青年期の女子に発症する。摂食障害は、食行動の異常だけでなくそれにまつわる様々な問題行動や脅迫症状がある。心理面では、女性としての成長に対する抵抗や葛藤がみられる。また、母親に対する両価的感情（アンビバレンス）が働くため、家族（特に母親）との関係に注目することが必要である。

### 6）自傷行為

近年、中学生・高校生の自傷行為の増加も問題となっている。自傷行為には、刃物などで身体の一部を切る（リストカットやアームカットが多い）、タバコの火を身体に押しつける、爪で皮膚をひっかくなどがある。「自己の再確認」「不安・焦燥の解消」として行われることが多い。自傷行為と虐待を含む幼少時の成育歴との関連、さらに解離傾向との関連も指摘されている。行動の背後の心理的背景の理解が大切であり、また現代社会がもつ病理についての視点も必要となる。

## 3．職場と心の健康

近年の急激な産業構造の変化により、仕事や業務にストレスを感じている労働者が増えている。また、労働者の自殺者も 8,000 ～ 9,000 人の割合で推移しており、社会問題として関心が高まっている。

### （1）労働形態および労働環境の変化

#### 1）女性労働者の増加

女性の産業界への進出は著しく、労働者の増加総務省が発表した 2012 年の就業構造基本調査によると、25 ～ 39 歳の女性の有業率（仕事に付いている割合）が 5 年前と比べて増えていることがわかった。就業構造基本調査とは、日本における就業・不就業の実態を明らかにすることを目的として 5 年ごとに行われるもので、2012 年は全国の世帯から無作為に選定した約 47 万世帯の 15 歳以上の世帯員約 100 万人を対象に、2012 年 10 月 1 日に実施した。調査によると、結婚や子育てをすることが多い 25 ～ 39 歳の女性の有業率は 69.8％となり、2007 年の 66.8％から約 3％も増えている（図 6-5、6-6）。雇用形態別にみてみると、正規の職員・従業員とパートはほぼ横ばい。労働派遣事業所の派遣社員が 7.0％から 4.6％に減り、契約社員が 5.7％から 6.8％に増加、また、アルバイトも 6.7％から 7.5％に増加していた。

安倍政権では、成長戦略で「女性が輝く日本をつくる」として、「待機児童の解消」「職場復帰・再就職の支援」「女性役員・管理職の増加」を挙げてい

る。働く女性が増えると、世帯の収入が増え消費も行われるため景気も良くなるとされる。しかし、働く女性の増加には別の要因もありそうである。妻が40歳未満の場合の有業率は56.2%であったが、このうち夫の年収が399万円未満の世帯では、有業率は60%を超えていた。

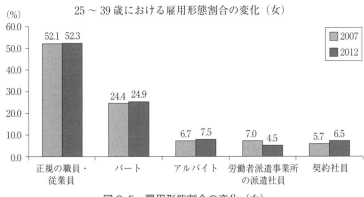

図 6-5　雇用形態割合の変化（女）
総務省「就業構造基本調査」より

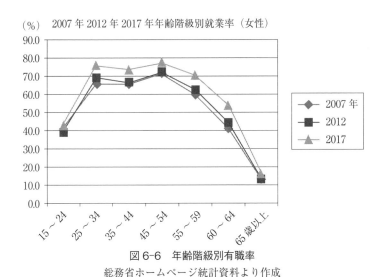

図 6-6　年齢階級別有職率
総務省ホームページ統計資料より作成

## 2) 派遣労働者やパートタイム労働者の増加

近年の日本においては、年功序列や終身雇用制度が崩壊し、労働市場での流動化が生じパートタイムや派遣労働者が増加してきている。派遣労働者やパートタイム労働者は、雇用が不安定であり将来の不安を感じる者が多く、雇用形態が異なることから常勤職員との待遇などの面で様々な軋轢を生むこともある。

## 3) 裁量労働制の導入

裁量労働制とは、業務の遂行方法が大幅に労働者の裁量に委ねられる一定の業務に携わる労働者について、労働時間の計算を実労働時間ではなく、みなし時間によって行うことを認める制度である。裁量労働制には、専門的な職種の労働者について労使協定によりみなし時間制を実施するデザイナーや研究者などに適応される「専門業務型」と、経営の中枢部門で企画・立案・調査・分析業務に従事する労働者に関し、労使委員会の決議によって実施する「企画業務型」の2種類がある。裁量労働制は、個人の裁量に任されている部分が多く、自由度がある反面、過度の競争意識、目標達成意識から、時に長時間労働を招くことがある。

## （2） 職場における精神保健上の問題

### 1) 労働者のストレス

平成29年の労働安全衛生調査で現在の仕事や職業生活に関することで、強いストレスとなっていると感じる事柄がある労働者の割合は58.3％（平成28年調査59.5％）となっている。強いストレスの内容（主なもの3つ以内）をみると、「仕事の質・量」が62.6％（同53.8％）と最も多く、次いで「仕事の失敗、責任の発生等」が34.8％（同38.5％）、「対人関係（セクハラ・パワハラを含む）」が30.6％（同30.5％）となっている。

### 2) 過重労働とストレス

過労死、過労自殺は、長時間労働と精神疾患や自殺は大きく関与している。厚生労働省の調査では、2013（平成25）年度に過労やストレスなどで精神疾患に陥ったと認定された436人のうち、30歳以下は242人と過半数を占め、

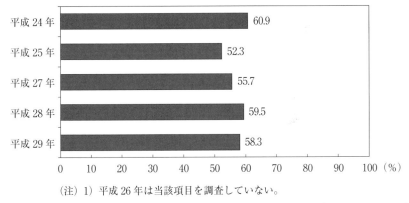

（注）1）平成 26 年は当該項目を調査していない。

図 6-7　強いストレスとなっていると感じる事柄がある労働者割合の推移（労働者計＝ 100％）
　　　　厚生労働省：ホームページ　平成 29 年労働安全衛生調査より


10 年前の約 4 倍となっている。また、過労死で労災認定されたのは 133 人で、12 年連続 100 人を超えた。過労などでの精神疾患が原因で自殺し、労災認定された人も 10 年前の 1.6 倍となる 63 人に上った。働きすぎによる病死や自殺をなくすために 2014（平成 26）年 11 月「過労死等防止対策推進法」が施行された。この法律では、過労死防止での国の責務を定めている。

　職場における労働者の安全と健康を確保し、快適な職場環境の形成と促進については、労働安全衛生法で規定している。


## （3）　職場におけるメンタルヘルスと産業看護職の役割

　職場における「メンタルヘルス」対策は、トータルヘルスプロモーション（THP）などの福利厚生の視点から労働災害の防止に関わるリスクマネジメントの視点へと変わってきている。

　心の健康を維持するためには人間としての統合された機能・能力が求められる。産業保健スタッフの一員として産業看護職は活動しており、労働現場の密なかかわりを役割特徴のひとつとしており、メンタルヘルス対策におけるすべての段階で活動の重要な立場にある。産業看護職は、チーム連携のもと労働者の身近な援助者として種々の労働環境に置かれた一人ひとりの生活に、メンタ

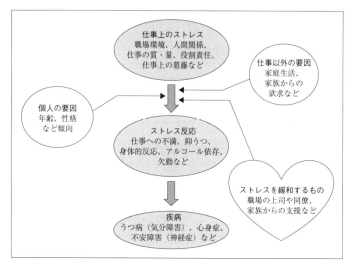

図6-8 職場性ストレスが起こる仕組み
大野裕監修：職場のメンタルヘルス、p.6、東京法規一部改変

ルヘルスの側面から継続的に関わり、さらに集団・組織にも働きかける包括的支援活動である。

職場における「メンタルヘルス」対策には、うつ病などの精神障害が発生した場合の対応から、活気ある職場の雰囲気づくりなどまで多岐にわたる対象と方法が存在する。それらを大別すると、一次予防・二次予防・三次予防の3つに分類できる。

一次予防とは、精神障害をはじめとするメンタルヘルス不調の発生を未然に防ぐための取り組みである。"病気が発症する前の予防"を核として、職場に共通して見受けられるストレスの原因を軽減し、メンタルヘルス不調の発生リスクの低減を試みたり心身ともに働きやすい職場づくりを検討し、職場の活性化を促す対策が含まれる。物理的環境から仕事の進め方や対人関係まで広い意味での"職場環境"を組織的に改善しようとする対策である"職場（環境）改善"等が代表的な一例である。

二次予防とは、病気を早期に発見し迅速に適切な対応を取るための取り組みである。"病気の早期発見・早期対応"をキーワードとして、軽症の段階で不

調のサインに気付き、適切な治療を受けることで、本人と職場、双方の負担を軽減することが目的のひとつである。

三次予防とは、現在の病状を適切に把握・管理し、病気の重症化を防ぐための取り組みである。"病気の発症後の取り組み"が中心となり、精神障害の発症による休業・休職者の職場復帰への支援等が代表的な一例である。

職場のメンタルヘルス対策では、これらの一次・二次・三次予防の対策をバランスよく体系的に実施されることが求められている。

多種多様な職場のメンタルヘルス対策を体系的に理解するには、まず、職場の"ストレス"を整理することが重要である。厚生労働省は、「労働者の心の健康の保持増進のための指針」(メンタルヘルス指針、平成18年3月策定)に基づく職場のメンタルヘルス対策を推進している。

メンタルヘルス指針には大きく分けて以下の7つの要素がある。

① 職場のメンタルヘルスケアへの取り組みを表明する

メンタルヘルスケアは職場全体で取り組む必要があることから、事業場全体に積極的にメンタルヘルスケアの推進を表明することが大切。

表6-8 労働者の心の健康の保持増進のための指針

セルフケア(労働者による)
・ストレスやメンタルヘルスへの理解 ・ストレスへの気づき
・ストレスへの対処 ・自発的な相談
ラインによるケア(管理監督者による)
・職場環境等の把握と改善 ・個別の相談対応 ・職場復帰における支援
事業場内産業保健スタッフによるケア(産業医、人事労務、衛生管理者等による)
・メンタルヘルスケアの企画立案 ・個人の健康情報の取り扱い
・ラインによるケアへの支援 ・労働者への教育・研修
・事業場外資源との連携 ・労働者への教育・研修・相談体制の整備
・職場復帰における支援 ・メンタルヘルス推進担当者の選任
事業場外資源によるケア
・メンタルヘルスケア支援サービスの活用
・メンタルヘルスケアの専門知識や情報の提供 ・ネットワークの形成

メンタルヘルス指針 厚生労働省 平成18年

② 衛生委員会等で調査審議を行う

　職場の実態に沿ったメンタルヘルスケアを行うために、「心の健康づくり」の策定、実施体制の整備や方法、個人情報保護等の規定を決めるにあたって、衛生委員会等で十分な調査審議を行うことが重要。

③ 「心の健康づくり計画」を策定する

　事業者が職場の実態を把握し、働く人たちの意見を取り入れながら「心の健康づくり計画」を策定し、メンタルヘルスケアを中長期的・継続的に行うことが重要。

④ 4つのケアを継続的・計画的に行う

　「セルフケア」「ラインによるケア」「事業場内産業保健スタッフ等によるケア」「事業場外資源によるケア」の4つのケアを継続的・計画的に実施するよう取り組むことが必要としている。また、メンタルヘルスケア推進担当者を産業保健スタッフ等から選任するよう努めることが重要。

⑤ 職場復帰における支援

　メンタルヘルス不調で休業した労働者が円滑に職場復帰・継続就業するための職場復帰支援プログラムを策定し、組織的・継続的に休業者への支援をすることが重要。

⑥ 個人情報保護への配慮

　職場のメンタルヘルスケアに取り組む中で、労働者の個人情報の保護に配慮し、個人情報保護法を遵守し、健康管理に関する情報を適切に取り扱うことが重要。

⑦ 小規模事業所のメンタルヘルス対策

　小規模事業場でのメンタルヘルスケアは実施可能なところから取り組み、地域産業保健センター等の職場外の資源を活用していくことが有効。

参考資料：健康づくりのための睡眠指針 2014 〜睡眠 12 か条〜

健康づくりのための睡眠指針2014
〜 睡眠12か条 〜
平成26年4月

1. 良い睡眠で、からだもこころも健康に
2. 適度な運動、しっかり朝食、ねむりとめざめのメリハリを。
3. 良い睡眠は、生活習慣予防につながります。
4. 睡眠による休養感はこころの健康に重要です。
5. 年齢や季節に応じて、ひるまの眠気で困らない程度の睡眠を
6. 良い睡眠のためには、環境づくりも重要です。
7. 若年世代は夜更かし避けて、体内時計のリズムを保つ。
8. 勤労世代の疲労回復・能率アップに、毎日十分な睡眠を。
9. 熟年世代は、朝晩メリハリ、ひるまに適度な運動で良い睡眠。
10. 眠くなってから寝床に入り、起きる時間は遅らせない。
11. いつもと違う睡眠には、要注意。
12. 眠れないその苦しみをかかえずに、専門医に相談を。

## 文献

1) 樋口康子・稲岡文昭監修：精神看護、文光堂、1996。
2) 松下正明・坂田三允・樋口輝彦監修：精神看護学、医学芸術社、2014。
3) 佐藤壹三監修：新体系看護学全書精神看護学①精神看護学概論・精神保健、メヂカルフレンド社、2016。
4) 吉光和哉・小泉憲明・川野雅資編集：精神保健看護学Ⅰ、ヌーヴェルヒロカワ、2015。
5) 文部科学省初等中等教育局初等中等教育企画課：教員のメンタルヘルスの現状、(最終アクセス日 2018/12/14)。
6) 文部科学省初等中等教育局児童生徒課：平成 29 年度「児童生徒の問題行動等生徒指導上の諸問題に関する調査」について、https://www.mhlw.go.jp (最終アクセス日 2018/12/15)。
7) 文部科学省ホームページ：児童生徒の教育相談の充実について—生き生きとした子供を育てる相談体制づくり、2014. 12.22。
8) 総務省：2017 年の就業構造基本調査、2018 (最終アクセス日 2018/12/10)。
9) 厚生労働省：平成 29 年労働者健康状況調査、https://www.mhlw.go.jp (最終アクセス日 2018/12/15)。
10) 大野裕監修：職場のメンタルヘルス、p.6、 東京法規。

11）日本産業衛生学会：「職場のメンタルヘルス対策における産業看護職の役割」報告書、2006.7。

12）厚生労働省：「労働者の心の健康の保持増進のための指針」（メンタルヘルス指針、平成 18 年 3 月策定）。

# 第 7 章

# 精神障害とメンタルヘルス

　この章では私たちの生活する場を横断的に捉えながら心の健康（メンタルヘルス）についての現状や問題点や課題を考える。その生活する場とは、家族、学校、職場であり、私たちが現代社会の中で生きていくために求められるメンタルヘルスとは何かを考えていく。

キーワード；メンタルヘルス、マタニティ・ブルーズ、空の巣症候群、
　　　　　　児童虐待、ドメスティックバイオレンス、家庭内暴力、
　　　　　　高齢者虐待、いじめ、不登校、スチューデント・アパシー
　　　　　　テクノストレス、リアリティ・ショック、ハラスメント

## 1. 家族とメンタルヘルス

　心の健康が脅かされる原因や誘因は生育歴や環境、あるいは素質の遺伝などが関わっているといわれている。しかし、近年、家族構造の変化による人間関係の影響やライフサイクルの延長など人々の心の健康が社会の影響を受けていることは明らかであり、メンタルヘルスを考える時に考慮が必要である。
　特に、人々の生活や意識を大きく変化させたものは家族の機能や構造である。この背景には、戦後、家族制度の変換とともに戦後の人口縮小問題や産業経済の高度成長、労働人口の都市集中化、住宅事情の貧困さがある。その結果、核家族化ばかりではなく、子どもを持たない夫婦だけの世帯や単身世帯もみられるようになってきた。

　それらによって、夫婦の役割が均一化し、共働きする形態が浸透した社会となった。また、その結果、居住地への帰属感も少なくなり、隣近所や地域の人々からの支えがなくても生活していくことができるようなった。したがって、隣近所への気兼ねもなく自由に個性的に生活を送ることができる反面、夫婦、親子が個人として個性を直接的にぶつけることができるため、家族関係に心理的緊張や葛藤が生じやすくなったと考えられる。

　核家族の世帯では生殖、保護、愛情、教育、保健、経済、福祉などといった家族機能を果たす上で、最小限の人数で構成されているため、家族内の役割を代替えや補充が難しい。それにより家族構成員の病気や祖父母との同居や介護、ライフイベントによって家族の危機に陥ることが少なくない。

## （1）　母性にかかわる危機

　母性とは、「次世代を産み育てる」という女性に備わった生理的・身体的機能の特徴のことを指し、生物学的特性だけでなく、女性が成長していく過程で形成されていく精神的、あるいは社会的特性もその概念に含んでいる[1]。妊娠期は脳内の神経伝達物質としての作用でドーパミン受容体遮断作用をもつエストロゲンなどの性腺系ホルモンやストレスへの生理学的応答性に関わる視床下部 ― 下垂体 ― 副腎皮質（HPA：hypothalamic-pituitary-adrenal axis）系ホルモン（コルチゾール、CRH：corticotropin releasing hormone）の血中濃度レベルが妊娠中を通じて上昇し分娩後、急激に低下する。妊娠中・後期に精神障害の発症や増悪が抑えられることや出産後のうつ病や産後精神病の発症の脆弱性は、心理社会的ストレスと共に、こうしたホルモン動態も関連している[2]。

　うつ病や不安障害の発症の一つのピークは、妊娠初期である。この時期は悪阻などの体調変化のストレスや、予期しない、望まない妊娠の場合には出産や育児への不安や葛藤が高まる。そのため出産への恐れや、妊娠中の食事や薬物の摂取、出産後は授乳、夜泣きなど、経過は良好でも、周産期の女性の心配はつきない。また、妊娠・出産をめぐる不測の事態が外傷的体験となる可能性もある。この意味で周産期は不安障害のリスクも高まる時期として考えられる。"育児不安"の状態は子どもを大切に思う情緒的な絆の形成（ボンディング）

と表裏一体であり、全てが深刻な問題につながるとは限らない。過度の不安の訴えが続き育児や家事に支障をきたす場合には、注意が必要である。

### 1）マタニティ・ブルーズ

マタニティ・ブルーズは、分娩後3〜10日の間に出現する軽度の情動障害である。褥婦の10%〜50%に発症するが、欧米にくらべ日本は低率とされている。主な症状は抑うつ気分、不安、緊張、気分の不安定、集中力困難、焦燥感、易刺激性などが出現する。症状は一過性であり、特別な治療を必要としない[3]。だれでも起こる可能性があり一過性の精神障害である。急激なホルモンバランス変化だけではなく、現在では核家族化や里帰りせずに出産するケースも増えてきているため、母親の負担が大きくなり起こりやすい。そのためマタニティ・ブルーズの理解も大切ではあるが、家事をしない、赤ちゃんを預けて外出することや休息するなどの母親の負担を軽減させてリフレッシュすることが重要である。

### 2）空の巣症候群

空の巣症候群は、子どもが就職や結婚などによって自立したことにより母親のこころに一種の空洞が生じたように何をしたらよいかわからなくなった状態である。その空洞が空虚感や抑うつ状態を引き起こし神経症やうつ病、アルコール依存症へと発症しやすいと言われている。Derkinらが子育ての終了とともに臨床的にうつ症状が生じた中高年の女性に対して、鳥の雛が巣立っていく環境と似ていることから命名された[4]。

背景として、子育てを唯一の生きがいとしてきた母親役割の喪失、愛情対象の喪失、加齢に伴なう更年期障害からくる心身への影響といったさまざまな要因がある。したがって、子育てを終え、夫婦だけの時間をどのように生活していくかという人生設計を立てること新たな生きがいとなるものを見つけていくことが大切となる。

## （2）家族と暴力

家庭内で起こる暴力は、配偶者から暴力（夫から妻へ・妻から夫へ）のほか、親から子へ（児童虐待）、子から親へ、長子から下の子へ（兄弟姉妹間の

虐待）、寝たきりなどの要介護者に対して（**高齢者虐待**）など家庭内での人間関係の暴力が深刻化している。これらの暴力は家族内というプライベートな空間で起こり、閉じた人間関係の中で行われるため外部からは見えにくく、周りが気づいたときには手遅れになることは少なくない。以前は親が子に対して振るう暴力は「しつけ」「体罰」とされ、正当なものと考えられていた。また、夫が妻に対して振るう暴力の多くが「夫婦喧嘩」（あるいは痴話喧嘩）ととらえられる傾向も強く、家庭内暴力といえば子どもが身体的成長後に親に対して振るう暴力を指していた。近年はパートナー（配偶者、恋人、内縁など）への暴力は英語から引用した（英語で家庭内暴力の意味である）**ドメスティックバイオレンス**（DV：domestic violence）で表現されている。

　このような認識の変遷を受けて、「家庭内暴力」とは家庭内で起こるすべての暴力行為を指すようになっている[5]。さらに場合によっては、単に身体的暴行に限らず、暴言、支配、ストーキング行為などの加害を含む概念で、しばしば性的な暴力を含む場合もある。ここでは被害を受けている対象ごとに、家族と暴力について考えていく。

### 1）児童虐待

　親または親に代わる保護者、年長の同居親族などにより児童に加えられた以下の行為をいう。虐待であるかどうかは親（親に代わる保護者など）の意図とは関わりなく、あくまで①子どもの視点、②子ども自身が苦痛を感じているかどうかといった観点から判断されるべきであるという視点が強調されている。

　虐待行為は次の４つに分類されている（表7-1）。

　児童虐待の原因を図7-1で見てみると「社会経済的背景」と「情況的ストレス」が始発条件につながり、それに加え虐待者の「幼児期社会体験」がどのような「精神力動」、つまり虐待を生み出すきっかけとしてのバネを構成することになったものか、という指摘もなされている。すなわち、図7-1の枠組みからは虐待原因を社会的な広がりのなかでの捉え方と成長発達過程の流れのなかで捉える２つの側面をみることができる。また、「精神力動」という虐待を生み出すきっかけについては虐待者でなくとも、通常親子関係や親の自己認識の姿としてみられるものであり、こうした特徴はそのまま虐待に結びつくものではな

表7-1　児童虐待の分類

| 身体的虐待（Physical abuse）：子どもの生命・健康に危険のある身体的な暴行 |
|---|
| ①外傷としては打撲傷、あざ（内出血）、骨折、頭部外傷、刺傷、煙草による火傷など |
| ②いのちに危険のある暴行とは、首を絞め付ける、殴る、蹴る、投げ落とす、煮えたぎる熱湯を全身にかける、布団蒸しにする、溺れさせる、逆さ吊りにする、異物を飲ませる、食事を与えない、寒い冬に戸外へ締め出す、一室に拘束するなど |
| **性的虐待（Sexual abuse）：性交・性的暴行・強要など** |
| ①子どもの性器をもて遊んだり、子どもと性行為をする。性的暴行、性的行為の強要と教唆など子どもに売春行為をさせる |
| ②性器・性交・ポルノビデオなどを見せる |
| ③ポルノグラフィーの被写体などに子どもを強要する |
| **ネグレクト（Neglect）：保護の怠慢や拒否により健康状態や安全を損なう行為** |
| ①子どもの健康と安全への配慮を怠っているなど<br>・家に閉じ込める（学校などに登校させない）<br>・重大な病気になっても病院に連れて行かない<br>・乳幼児を家に残したまま度々外出する<br>・乳幼児を車の中に放置するなど |
| ②子どもにとって必要な情緒的欲求に応えていない（愛情遮断など） |
| ③食事、衣服、住居などが極端に不適切で、健康状態を損なうほどの無関心と怠慢など<br>・適切な食事を与えない。<br>・下着など長期間ひどく不潔なままにする<br>・極端に不潔な環境の中で生活させるなど |
| ④親がパチンコに熱中している間、乳幼児を自動車の中に放置し、熱中症で子どもが死亡したり、誘拐されたり、乳幼児だけを家に残して火災で子どもが焼死したりする事件など |
| **心理的虐待（Psychological abuse）：暴言や差別など心理的外傷を与える行為** |
| ①言葉による脅かし、脅迫など（「おまえなんか生みたくなかった」など） |
| ②子どもを無視したり、拒否的な態度を示すことなど |
| ③子どもの心を傷つけることを繰り返し言う |
| ④子どもの自尊心を傷つけるような言動など |
| ⑤他の兄弟（姉妹）とは著しく差別的な扱いをする |

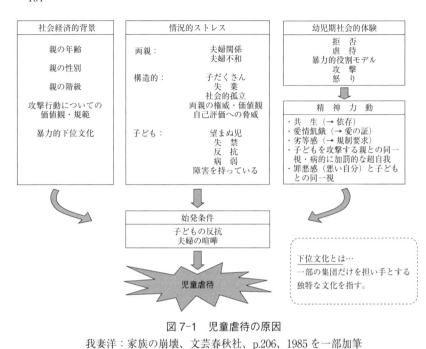

図 7-1　児童虐待の原因

我妻洋：家族の崩壊、文芸春秋社、p.206、1985 を一部加筆

い。しかしこれらは虐待原因とは無関係かというとそうともいいきれない。つまり、虐待の可能性を内部に含んだ日常生活の一面だと考えられるのである。

　虐待する親の心理には子どもが「よい子」に育ってくれなくては困るという感情が強い。やはり、親の側の孤独な感情に起因するものであるが、親が子どもに愛情を求めざるを得ないようなせっぱつまった状態な場合もある。そうした場合、子どもは親にとっての一種の大切な所有物となって、親が子どもの人格を否定していることになる。しかし、親は自覚的には子どもを愛していると信じながら、親子が密着した共生的な生活をしており、子どもが親の期待しない行動をわずかに示しただけで、親は子どもに裏切られたという被害者意識をもつことになる [6]。また、虐待する親には、ほとんど常に子どもへの過剰な期待があると言われ、その過剰な期待が児童に対してストレスを植え付けてしまう [6]。そのことは親にとって期待どおりに反応してくれない児童に対する親自身のストレスを高めてしまうという関係が生じると考えられている [7]。つま

り、児童虐待は単にひとつの原因から起こっているわけではなく、様々な要因が複雑にからみ合い、そこにきっかけ（誘因）が加わり、悲劇を引き起こしている。児童虐待問題を考える上で重要なことは、虐待原因や誘因の検討は、現象面にあらわれた直接的な理由に限定することではなく、なるべく時間的にも人間関係の上でも長く幅広い考察を進めることが必要である[7]。

　児童虐待への対応については、従来より制度改正や関係機関の体制強化などにより、その充実が図られてきた。厚生労働省では、児童虐待の防止に向け、①児童虐待の発生予防、②早期発見・早期対応、③子どもの保護・支援、保護者支援の取組を進めている。子ども虐待防止、オレンジリボン運動を展開し、「あなたにできること」として以下のようなことが掲載されている[8]。

---

・虐待と思われる事実を知ったときには通報してください
・子育て中の親子に、やさしいまなざしをお願いします
・子育てに悩んでいる人は、ひとりで抱え込まずに相談してください
・虐待で苦しんでいる子どもは、がまんしないで相談してください
・虐待を受けた子どもたちの自立を支援する輪に協力してください
・虐待を受けた子どもたちの親代わり（里親）になってください

---

## 2）　ドメスティックバイオレンス

　ドメスティックバイオレンス（domestic violence; DV）とは、配偶者（届け出をしていない内縁関係にある者も含む）から受ける虐待をいう。配偶者に対する暴力的な扱いないし暴力によって支配する行為全般を指している。DVの種類は以下の表7-2に記す。

　DVの被害者は、DVを受けている中で「自分が悪いから暴力を受けるのだ」という考え方を加害者から刷り込まれている。長期にわたり、繰り返し、断続的に暴力を受け続けているうちに自己を否定し続け無気力になることも少なくない。また、親しい友人や親兄弟からのつながりを断たれている場合も多いので、なかなかDVから逃れられない状況にある。しかし悪いのは被害者ではなく、加害者であり、暴力を受ける権利はない。「もしかするとDVを受けているのでは？」と思ったら、まず誰かに相談することが大切である。

表7-2　ドメスティックバイオレンスの種類

| 身体的暴力 | 殴る、蹴る、つねる、物を投げる、熱湯をかける、首を絞める　等 |
|---|---|
| 精神的暴力 | 大声で怒鳴る、無視する、電話やメールを無断でチェックする、命令口調でののしる、いやがることを言って脅す　等 |
| 性的暴力 | 性交渉を強要する、避妊をしない、中絶を強制する、異常に嫉妬心をいだく　等 |
| 経済的暴力 | 生活費を渡さない、　大きな買物の決定権を渡さない、酒やギャンブルに生活費をつぎ込む、仕事を制限する　等 |
| 社会的隔離 | 携帯電話やパソコンの所有を拒否する、外出先や電話の相手を細かくチェックする、交友関係を細かく管理する、親兄弟から隔離したがる等 |

　各都道府県や市町村で設置される「配偶者暴力相談支援センター」では、配偶者等からの暴力被害に関する電話相談や問題解決に向けた各種制度等の情報提供、アドバイス、関係機関等の案内、緊急な場合の被害者の安全を確保するための相談や「保護命令制度」についての相談を行うことができる。

> デートDV
> 　青年期の若者において、親密な関係の男女間で起こる暴力被害が問題となっている。青年期の婚姻外の男女間での身体的、性的、心理的、社会的、経済的な要因に基づく多様な暴力行為を総称してデートDV（datingviolence）・デートバイオレンスと呼ばれている。幼少期に虐待を受けた経験や、家族が虐待を受ける様子を見て育った経験が、将来的にデートDVやDVの加害や被害に繋がりやすく養育環境や親の養育態度が重要である。

### 3）家庭内暴力（子どもからの暴力）

　ここで示す「家庭内暴力」とは、子どもが親または兄弟に対して行われる暴力のことであり、日本独特の社会現象である。

　警察が把握している家庭内暴力は、ここ数年で増え続けている。表7-3より学職別にみると中学生と高校生が占める割合が多い。暴力の対象は母親に向けられることが多く、原因・動機をみるとしつけなどへの反発が約6割を占めて、その割合も上昇傾向にある（表7-4）。

表7-3　少年による家庭内暴力事案の学職別年数の推移

| 学職 ＼ 年 | 22年 | 23年 | 24年 | 25年 | 26年 | 27年 | 28年 | 29年 | 30年 | R元年 |
|---|---|---|---|---|---|---|---|---|---|---|
| 総　　数（件） | 1,484 | 1,470 | 1,625 | 1,806 | 2,091 | 2,531 | 2,676 | 2,996 | 3,365 | 3,596 |
| 小　学　生 | 87 | 93 | 110 | 122 | 168 | 260 | 285 | 367 | 438 | 631 |
| 中　学　生 | 684 | 667 | 720 | 805 | 947 | 1,132 | 1,277 | 1,385 | 1,545 | 1,525 |
| 高　校　生 | 436 | 446 | 486 | 579 | 648 | 758 | 766 | 893 | 1,023 | 1,082 |
| その他の学生 | 39 | 40 | 44 | 41 | 55 | 80 | 70 | 82 | 72 | 100 |
| 有　職　少　年 | 50 | 38 | 63 | 83 | 102 | 99 | 114 | 103 | 109 | 108 |
| 無　職　少　年 | 188 | 186 | 202 | 176 | 171 | 193 | 164 | 166 | 178 | 150 |

（警察庁：少年の補導および保護の概状より引用）

表7-4　家庭内暴力事案の原因・動機別件数の推移

| 原因・動機 ＼ 年 | 22年 | 23年 | 24年 | 25年 | 26年 | 27年 | 28年 | 29年 | 30年 | R元年 |
|---|---|---|---|---|---|---|---|---|---|---|
| 総　　数（件） | 1,484 | 1,470 | 1,625 | 1,806 | 2,091 | 2,531 | 2,676 | 2,996 | 3,365 | 3,596 |
| しつけ等親の態度に反発して | 904 | 881 | 989 | 1,155 | 1,304 | 1,636 | 1,721 | 1,919 | 2,114 | 2,395 |
| 非行をとがめられて | 46 | 53 | 81 | 89 | 92 | 96 | 97 | 122 | 107 | 113 |
| 物品の購入要求等が受け入れられず | 175 | 160 | 169 | 168 | 261 | 225 | 335 | 336 | 562 | 431 |
| 理由もなく | 200 | 172 | 200 | 160 | 192 | 261 | 231 | 282 | 269 | 263 |
| 勉強をうるさくいわれて | 37 | 29 | 47 | 47 | 67 | 104 | 100 | 137 | 88 | 124 |
| 不　　　　　明 | 122 | 175 | 139 | 187 | 175 | 209 | 192 | 200 | 225 | 270 |

（警察庁：少年の補導および保護の概状より引用）

　中学生、高校生は子どもから大人への移行期で不安定な時期とされている。環境や対人関係そして自分自身の大きな変化に戸惑い、多くは挫折や反抗を体験し不安に陥る。また、思春期から大人へ向かうときに今まで自分を育ててくれた両親の否定的な面のイメージが急に拡大されてみえてくる。既存の枠組みの破壊を目指して反社会的行動に走ったり、被社会的行動に逃避するというつまずきの形を取って、親をはじめとする大人への問題提起が見られるようにな

ることもある[9]。

　このような子どもがどうして家庭内で暴力を振るうようになるかについては
いろいろな考えがある。その1つに、子どもの性格、母子関係、父子関係など
を中心にみられる家族関係の歪みや偏った養育態度である[10]。一般に、そのよ
うな家族では、存在感のない父親とそれを補うために子どもに対して過保護、
過干渉になり、必要以上に密着しすぎる母親の存在が問題になっている[10]。そ
して、その家庭環境が本来の発達課題としてクリアされていなければならない
子どもの自立性の機会を奪い、知らず知らずのうちに親のいいなりになる「よ
い子」をつくってしまう。その結果、子どもらが受験など思春期の困難な問題
に直面する時期に、挫折を経験し、その挫折によって生じた気持ちが、親への
暴力となって現れているように考えられている。つまり、挫折したことを親の
せいにして暴力を振い始めるというのが一つの典型である。

　何らかの課題に挫折していることが多いと記したが、中には、子どもの精神
に何らかの障害がある場合もあるため、精神保健福祉センターで精神科医等に
相談することが必要である。発達上の過程で起きている場合は、精神障害では
ない場合が多く、この場合、家庭内暴力の相談を受ける機関としては、警察、
児童相談所、教育機関等があるので、地域の専門機関に相談する必要がある。

　家庭内暴力において、暴力だけに焦点化することなく、子どもがどのような
人生を生きてきたかに着目し、家族や周囲の者の生活や関係性などをふまえた
背景を捉えていくことが求められる。

　まず対応として暴力で訴えている本人の言い分を、ことばで語ってもらうこ
とから始まる。自らの感情を表現し、自分の意見をもてるようにすることが大
切なのであり、そこに自分の行動への自覚が生まれ、自立へと向かうことがで
きるであろう。また、あくまで「暴力はだめ」というメッセージは送り続けな
ければならない[11]。親も子どもが暴力で何を言わんとしているかを理解して
いかなければならないが、気持ちを受容することと暴力を受けることの違いは
重要である。暴力を振るうことで気持ちが晴れ問題が解決されるはずもなく、
不要な罪悪感を抱かせないためにも暴力は極力受けないように工夫させること
である[11]。

　家庭内暴力には、子どもの「自立への闘い」という無意識的な目的が存在している。暴力行為そのものは禁止するが、自立へ向けた反抗としてその動機の部分を支持されることで、彼らはそれまでの家族の支配構造を破壊し、家庭の中に自分の居場所を作り、そして社会へと旅立つ自信をつけるのである[11]。

### 4）高齢者虐待

　超高齢社会の到来により、わが国でも高齢者虐待が社会問題となり、2006年4月1日「高齢者虐待の防止、高齢者の養護者に対する支援等に関する法律」が施行された。虐待は、身体的虐待、介護等放棄、心理的虐待、性的虐待、経済的虐待の5つに類型化される（表7-5）。しかし、その法律には、他者から受ける虐待とは異なる「自虐・自己放任（self neglect）」は含まれていない。

表7-5　虐待の具体的内容

| 種別 | 内容 |
|---|---|
| 身体的虐待 | 暴力的行為、強制的行為・乱暴な扱い、身体の拘束、威嚇 |
| 介護等放棄 | 希望・必要とする医療サービスの制限、希望・必要とする介護サービスの制限、生活援助全般を行わない、水分・食事摂取の放任、入浴介助放棄、排泄介助放棄、劣悪な住環境で生活させる、介護者が不在の場合がある |
| 心理的虐待 | 暴言・威圧・侮辱・脅迫、無視・訴えの否定や拒否、嫌がらせ |
| 性的虐待 | 性行為の強要・性的暴力、介護に係る性的羞恥心を喚起する行為の強要、介護行為に関係しない性的嫌がらせ |
| 経済的虐待 | 年金取り上げ、預貯金の取り上げ、不動産・利子・配当等収入の取り上げ、必要な費用の不払い、日常的な金銭を渡さない・使わせない、預貯金・カード等の不当な使い込み<br>預貯金・カード等の不当な支払強要<br>不動産・有価証券などの無断売却 |

（平成28年度　高齢者虐待の防止、高齢者の養護者に対する支援等に関する法律に基づく対応状況等に関する調査結果より引用）

---

**自虐・自己放任（セルフネグレクト）：**

　アメリカでは高齢者虐待のうち“セルフ・ネグレクト”を“自分自身の健康や安全を脅かすことになる自分自身に対する不適切なまたは怠慢な行為”と定義され、州ごとに対応している。

　陥ってしまう要因として、①家族・親族・地域・近隣からの孤立、②ライフイベントによる生きる意欲の喪失、③認知症・精神疾患・アルコール問題などによる認知・判断力の低下、④世間体、遠慮気兼ねによる支援の拒否、⑤サービスの多様化・複雑化による手続きの難しさ、⑥家族からの虐待による生きる意欲の低下など挙げられる。チームで慎重に対応を検討し、たとえ拒否されても支援をあきらめないことが重要である。

---

　厚生労働省が実施した令和元年度高齢者虐待の防止、高齢者の養護者に対する支援等に関する法律に基づく対応状況等に関する調査結果をみると、総数16,790人に対して、虐待の種別は「身体的虐待」が67.1％と最も多く、次いで「心理的虐待」が39.4％、「介護等放棄」が19.6％、「経済的虐待」が17.2％、「性的虐待」が0.3％であった（表7-6）。

表7-6　高齢者虐待の種別件数（割合は被虐待高齢者の総数ごと）

|  | 身体的虐待 | 介護等放棄 | 心理的虐待 | 性的虐待 | 経済的虐待 |
|---|---|---|---|---|---|
| 人数 | 11,702 | 3,421 | 6,874 | 56 | 2,997 |
| 割合（％） | 67.1 | 19.6 | 39.4 | 0.3 | 17.2 |

（令和元年度「高齢者虐待の防止、高齢者の養護者に対する支援等に関する法律」に基づく対応状況等に関する調査結果より引用）

　被虐待高齢者からみた虐待者の続柄は、「息子」が40.2％と最も多く、次いで「夫」が21.3％、「娘」が17.8％の順であった（表7-7）。

表 7-7　高齢者から見た虐待者の続柄

| | 夫 | 妻 | 息子 | 娘 | 息子の配偶者（嫁） | 娘の配偶者（婿） | 兄弟姉妹 | 孫 | その他 | 不明 | 合計 |
|---|---|---|---|---|---|---|---|---|---|---|---|
| 人数 | 3,930 | 1,200 | 7,409 | 3,280 | 596 | 250 | 388 | 644 | 724 | 14 | 18,435 |
| 割合（%） | 21.3 | 6.5 | 40.2 | 17.8 | 3.2 | 1.4 | 2.1 | 3.5 | 3.9 | 0.1 | 100.0 |

（令和元年度「高齢者虐待の防止、高齢者の養護者に対する支援等に関する法律」に基づく対応状況等に関する調査結果より引用）

　虐待の発生で最も回答が多い要因（複数回答）は、「虐待者の「性格や人格（に基づく言動）」（54.2%）、被虐待者の「認知症の症状」（53.4%）、虐待者の「介護疲れ・介護ストレス」（48.3%）、「被虐待者との虐待発生までの人間関係」（44.4%）、虐待者の「精神状態が安定していない」（43.3%）、虐待者の「理解力の不足や低下」（41.6%）、虐待者の「知識や情報の不足」（39.9%）等が挙げられている。

　これらの結果から家庭内の虐待は、介護者の健康状態や主介護者を補助できる介護者の有無、家族内の人間関係、経済的問題や社会とのつながりなど様々な要因が複雑に作用して起こると考えられる。虐待を受けた人の保護だけではなく、介護者支援という視点も重要となる。介護は長期化の傾向にあり、要介護度が重くなるにつれ介護は長時間化する。つまり、精神的にも身体的にも負担が大きく疲弊している。介護者を虐待者という視点ではなく、支援が必要な人であるととらえ、虐待に至る家族の語りを聞いていくことが有効な場合もあると考えられる。また、現在介護者ができていることを認め、できないことを支援することが虐待の予防や軽減につながる。

## 2.　教育の場とメンタルヘルス

　児童生徒にとって教育の場は、単に勉強する場所ではなく、さまざまな個性の特徴を持った他の子ども達や家族以外の大人と交流を深めながら人間関係を体験的に学ぶ重要な環境である。児童生徒は身体的にも精神的にも発達しつつあるが、大人とは大きく異なり成長・発達の途上にある。その成長・発達の順

序は原則として一定であるが、発達の速度や緩急には個人差が存在し、一時的に成長・発達が止まったり、退行（幼児返り）したかのように思えることもある。また、何らかの事情でその年齢に即した発達課題を達成できないまま経過した場合、後々になって困難を呈することもある。

　物質的な豊かさにあふれ、高度情報化、都市化、少子高齢化、核家族化や夫婦共働きの進行などの現代社会の大きな変容の中において、家庭の教育力や地域社会の機能の低下が著しい。また、児童生徒の抱える問題が多様化し深刻化する傾向も見られる。とりわけ、家庭における教育力や養育力の低下は、虐待の深刻化等に現れたり、地域の包容力の低下、携帯電話やインターネットの普及等は人間同士の関わり合いやコミュニケーションの不足を生じさせ児童生徒に大きな影響をもたらしている。

　その現代社会の変容に伴い、児童生徒が直面する問題はますます複雑多様になっており、様々な問題は、親と教員などで解決できないことも多い。昨今の社会問題として挙げられる、いじめ、不登校、スチューデント・アパシーについて中心に述べていく。

## （1）い じ め

　いじめが学校現場に留まらず、児童生徒の自殺の増加やいじめの方法の激化などから社会問題として大きく取り上げられている。いじめの原因は種々の理由が考えられる。酒木は、いじめは人間そのものに備わった攻撃性から発生

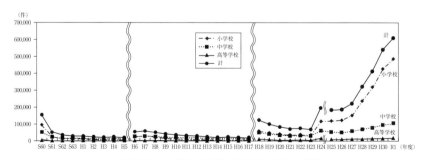

図7-2　いじめの認知（発生）件数の推移
（令和元年度 児童生徒の問題行動等生徒指導上の諸問題に関する調査より引用）

すると考え、この攻撃性が特定の弱者に向けられ延々と続けられると述べている[12]。

　令和元年度「児童生徒の問題行動等生徒指導上の諸問題に関する調査」よるといじめの認知件数は 612,496 件であり、児童生徒 1,000 人当たりの認知件数は 46.5 件である。いじめの発見のきっかけは、「アンケート調査など学校の取組により発見」が 54.2%（前年度 52.8%）と最も多く、「本人からの訴え」は 17.6%（前年度 18.3%）、「学級担任が発見」は 10.4%（前年度 10.6%）であった。図 7-2 はいじめの認知件数の推移を示したものである。

　学年別では、小2が多く、それ以降の学年では減少するが、中1で増加している（図 7-3）。

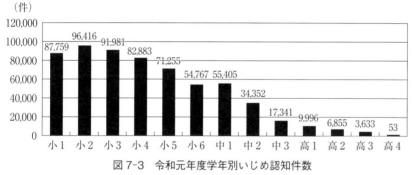

（件）

図 7-3　令和元年度学年別いじめ認知件数
（令和元年度 児童生徒の問題行動等生徒指導上の諸問題に関する調査より引用）

　森田によるといじめの構造は、4層構造であるとしている。第1に「いじめる生徒」、第2にはやしてたり、おもしろがったりして見ている「観衆」、第3に見て見ない振りをしている「傍観者」、第4に「いじめられる生徒」である[13]。いじめの持続や拡大には、いじめる生徒といじめられる生徒以外の「観衆」や「傍観者」の立場にいる生徒が大きく影響している。「観衆」はいじめを積極的に是認し、「傍観者」はいじめを暗黙的に支持しいじめを促進する役割を担っている[13]。

　心理的・物理的な攻撃とは、いじめの態様のことで、次のようなものがある。

○ 冷やかしやからかい、悪口やおどし文句、いやなことを言われる。
○ 仲間はずし、集団による無視をされる。
○ 軽くぶつかられたり、遊ぶふりをしてたたかれたり、けられたりする。
○ ひどくぶつかられたり、たたかれたり、けられたりする。
○ 金品をたかられる。
○ 金品を隠されたり、盗まれたり、壊されたり、捨てられたりする。
○ いやなことや恥ずかしいこと、危険なことをされたり、させられたりする。
○ メールやインターネット等で、誹謗中傷やいやなことをされる。

　いじめを防ぐためには、「孤立化」→「無力化」→「透明化」といういじめの陰湿化・潜在化するプロセスを断ち切る必要がある。そのためには、いじめを初期段階で発見し解決していくことが重要である。いじめに対して「おかしい」「やめて」「許さない」等の態度をとる子どもがたくさん育つような集団づくりをしていくことが、初期の段階でいじめを食い止めることにつながる（図7-4）。

　いじめかどうかを見分ける最も簡単な基準は、そこに相互的な関係があるかどうかである。学校では、常に子どもたちの状況を見守り、子どもたちの間のトラブルに対しては、軽微なものも含めて、その解消やよりよい人間関係づくりに向けて、指導していくことが大切である[12]。つまり、一人ひとりの子どもの気持ちや考え方を尊重しながら、理解しそれを大切にしようとする心や姿勢が重要である。

　いじめの発生が認められたら早急に、「いじめられた生徒」の気持ちが置き去りにならないようにいじめられたつらさや悔しさを十分に受け止める。また、「いじめられた生徒」が安心して過ごせるように配慮する。必要時に関係機関とも連携し、心理的ケアを十分に行えるように調整する。

　「いじめる生徒」や学級（観衆、傍観者）に対しては、いじめ行為は人として許されないことであること、間違いであること毅然とした態度で対応していくことが重要である。「いじめる生徒」には、その子自身がこころの健康を脅かしているものを抱えていることも多いので、いじめ行為への指導をした上で、その子自身の課題を解決していくために関わって行くことも大切である。

　いじめに対して、学校が行ったアンケートで発生を認知している割合が半数

①孤立化　　ターゲットを固定。悪いところをさがし周囲に差別意識を植え付け孤立させる

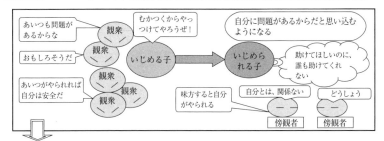

②無力化　　暴力を繰り返し、誰も味方しないことを繰り返し味わわせる。特に大人に話すことについては、厳しい懲罰を与え、内面まで支配しているように思わせる。

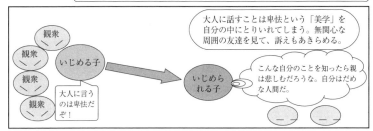

③透明化　　いじめは、次第に「透明化」して、外部から見ると、何もないように見える。いじめられる子の世界は狭くなり、いじめる子だけを相手とする対人関係の中で生活していく。大人も級友も遠くの存在に感じる。この時期には「無理難題」を課せられることがあり、これを契機に自殺に踏み切っている子どもも多い。

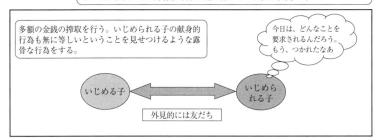

図7-4　いじめのプロセス
鳥取市教育委員会人権教育課：いじめ防止教育プログラム、2007。より引用

を占めている事態を考えると、いじめ問題は「いじめる生徒」「いじめられた生徒」だけでなく、周りの生徒の「傍観者」「観衆」に対しても指導していくことが重要である。いじめを受けた生徒の心の痛みや苦しみを理解させるとともに、見て見ぬ振りやはやし立てる行為もいじめと同様であることを理解させることである。つまり、いじめは全員が当事者であることを認識させ、問題への解決させることが大切である。また、生徒一人ひとりの違いを認め、尊重し合う共感的な人間関係をつくることや、生徒の発達段階に即して思いやりや友情、協力等の道徳的価値を育むことも重要となる [14]。

## （2）不 登 校

不登校は、疾患ではなく状態を指し、それぞれの生徒においてそれぞれの背景や出来事といった状態が存在している。当該年度間に連続又は断続して30日以上欠席し、「何らかな心理的、情緒的、身体的あるいは社会的要因・背景により、児童生徒が登校しないあるいはしたくともできない状態にある者をいう。不登校が生じやすい年代は、文部科学省「児童生徒の問題行動等生徒指導上の諸問題に関する調査」（図7-5）で示されたように学年を追うごとに増加

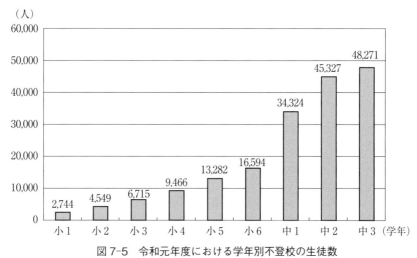

図 7-5　令和元年度における学年別不登校の生徒数
（令和元年度児童生徒の問題行動等生徒指導上の諸問題に関する調査より引用）

し、中学生になると飛躍的に増加していることがわかる。この時期の生徒は、思春期心性との親和性が高い現象であるとされている[15]。すなわち、この親和性は経験も能力もいまだ未熟な年代で、決定的な母親離れと自己形成に取り組みはじめなければならないことに由来する脆弱性である。

不登校の要因の主たるものは、「無気力・不安（39.9％）」、「いじめを除く友人関係をめぐる問題（15.1％）」、「親子の関わり方（10.2％）」の順に多い。これらの要因からも分かるとおり、本人に係る要因、学校に係る要因、家庭に係る要因があるため、全体的に要因を捉えていく必要がある。

不登校のとらえ方として、竹中は、不登校がマイナスの意味しか持たないのではなく、部分的には一つの人生体験としてプラスの要素があること、また対処困難な環境から一時的に自分を守る面もあることに注意する必要があると述べている[16]。また、土屋は、不登校は「回避する・逃げる」という方法であり、無力な状態ととらえるのでなく、「本人なりの方法で、がんばり・努力して対応している」ととらえることが大切だと述べている[17]。

以上のことから何らかの課題に対する対処行動として捉え、本人はさまざまな問題や課題に直面し模索している時期として捉え、関わりを持っていくことが大切であると考える。

森田らの不登校の追跡調査から、不登校に陥っている生徒の課題は、①基礎的生活の確立、②経済的自立、③人付き合い、④自信の獲得、⑤将来の希望、⑦社会的自立が挙げられている[18]。不登校が長期化することにより、ひきこもりに移行するとも言われている。

不登校によって、本来、体験して発達課題としてクリアしていけなかったものを身近で接している家族と共に、関係機関が一人ひとりの子どもの状況を理解し柔軟さとゆとりをもって支援していくことが重要である。

## （3） スチューデント・アパシー（学生無気力症）

文部科学省が行った学校基本調査によれば、大学・短期大学の進学率は53.9％になり高卒者の半数は進学している状況である。しかし、一方では入学したものの、学生生活を継続するための意欲が低下し、長期的に留年してし

まう学生や退学してしまうが学生が増えてきていることが指摘されている[19]。その中には、入学してから学業への関心を失い、スチューデント・アパシーに陥ってしまう者も少なくない。

　土川によると、スチューデント・アパシーは①学業からのみの退却を呈するもの、②学生生活全般からの退却を呈するも２つに大別される[20]。学業からのみの退却を呈するものにおいては、学業以外の生活（サークル活動やアルバイトなど）に積極的に取り組むことが特徴的であり、その中で自分らしさを模索していると考えられている。しかし、学生生活全般からの退却を呈するものにおいては、葛藤や不安を感じると予測される全てのことからの退却 の慢性化が特徴である。さらに、抑うつや不安などの顕著な精神症状は見られず、本人も自分の状態を深刻にとらえられない状態であるので、「さぼり」や「怠け」と間違われることもある[21]。また、近年では一般大学生でも、無気力状態になり、不適応を示す場合があり、いわゆる一般大学生のアパシー化が指摘されるようになっている[22]。スチューデント・アパシーの原因として考えらえているものは、個人の性格の他に、社会的要因としての家族の影響や学校からの影響が大きいとされている[20]。また、学生の中に「自分とは何か」「自分は何をなすべきか」といった自我同一性が獲得されていないため、自分の進路や親の周囲の人のいいなりに決めてしまった結果が無気力症に陥ったと指摘している[19]。

　以上により、大学生の新入生に対して、大学での目的づくりばかりでなく、自分の内面を開示できるような学生同士の関わりを促進できるように大学での居場所づくりが必要である。また、大学卒業後も視野に入れたキャリアデザインが持てるようなサポート活動が必要になると考えられ、両親を含めたサポート活動が重要になる。

## （4）　メンタルヘルスから見た教育の場の役割

　現在の教育の場の中には、さまざまな心の健康を脅かす問題が潜在している。成績優先の思想が強い現在の教育は偏差値教育を後押しし、さらには落ちこぼれ現象を浮き彫りにした。偏差値教育の弊害が子どもから遊びの時間を奪い、実体験を通して思いやりや人を敬う気持ち、理解と協調の精神を育む機会

を取り去ってしまった。したがって、子どもの自発的な学習意欲を引き出し、クラブ活動をはじめとする多様な活動を設けて子どもの人間性を育てようとする試みも多くなされてきている。そして、個の尊重とともに教育の場における子どもと教育者の人間的な関わりの重要性が強調されている。

## 3.　職場とメンタルヘルス

　職場のメンタルヘルス不調者への対応と予防、心の健康の維持・向上のため、対策を進めている企業が増えている。しかし一方では高度情報化・スピード化、グローバル化、労働力の多様化、厳しさを増す経営環境などの様々な要因がある中で、組織内では仕事量・負荷の増大や仕事の責任の増大、上司・部下のコミュニケーション不足、上司が部下を育成する時間のなさなどがみられると報告されている[23]。

　厚生労働省の労働者健康状況調査によると、1997年以降「仕事や職業生活に関して強い不安や悩み ストレスがある」とする労働者の割合は約6割と高率で推移している。職場におけるメンタルヘルス不調は、今後一層増加することが予想されるため引き続きその対策の強化が必要と考えられる。

　高度情報化・スピード化に関連してOA（office automation）化が進んだ職場環境について（表7-8）テクノストレスを取り上げ、組織内キャリアを進展させる過程の入職・異動・昇進といったキャリアの節目において職場不適応に

表7-8　OA化に伴うストレスの特徴[24]

| 職務内容に由来するもの | 生活行動に由来するもの |
|---|---|
| 知的労働負荷の増大<br>（業務の合理化により仕事量増加、ミスが許されない、個人の能力差が出やすい) | 残業・通勤時間の増加 |
| 機械主導型のペースになりやすい | 仕事が上手くいかないときに欲求不満に陥りやすい |
| 作業内容の単調化 | |
| 職場の人との対話が少なくなる | |

なるリアリティ・ショックと職場内の人間関係との関連についてハラスメント
について考えていく。

## （1）テクノストレス

　コンピュータが急速に社会の隅々まで普及した近年、ほとんどの職場で
ディスプレイ、キーボードなどによって構成される VDT（visual display
terminal）が使用されるようになった。VDT 作業従事者の増加に伴い、VDT
作業中に眼や肩、足、腰などの身体的疲れや精神神経系の異常を訴える症例が
出てくるようになり、労働衛生管理の領域でも問題となっている。厚生労働省
の調査では、労働者の 87％が職場において VDT 作業に従事しており、VDT
作業従事者の 34.6％が精神的なストレスを、68.5％が身体的な疲労を感じてい
るという結果が出ている [25]。さらに、テクノストレスと呼ばれるコンピュー
タとの関わりの中で不適応を示すこともある。

　「テクノストレス」という用語は、1970 年代にアメリカの臨床心理学者ク
レーグ・ブロードにより造語されたものである [26]。そのストレスを依存症と
不安症の 2 つに分けている。

　第 1 はテクノ不安症と呼ばれるもので、コンピュータの導入によってこれ
まで自分が築いてきた職分が侵されると感じたり、職務上必要性があるのにコ
ンピュータの操作になかなか慣れなかったりといった、コンピュータを使い
こなすに至るまでの過程で生じる心身の症状である。それは、高齢者に多いコ
ンピュータ・アレルギーと呼ばれるような高度テクノロジー機器そのものに対
する不適応である。はじめからコンピュータに近寄りたくないという場合と、
触ってはみたがコンピュータになじめない、コンピュータをうまく使うことが
できないということから不適応になる場合とがある。また、コンピュータの職
場への導入は仕事を効率よく行うことが目的だが、仕事がはかどった結果、別
の仕事が与えられかえって仕事量が増加することが多い。コンピュータの導入
によって仕事量が増加したことに対する不適応という場合もある。

　第 2 はテクノ依存症と呼ばれる。これは、コンピュータによる仕事やその論
理に過度に適応してしまうことによって生じる、コンピュータに中毒的にのめ

りこむ症状であるとされる。ブロードは、システムエンジニアやコンピュータ
ゲームに熱中する子どもたちをその例としてあげている。論理的で疲労するこ
となく働き続けるコンピュータの特性の影響を強く受けることになる。この結
果、予測の困難な他人との共感性を失い、デジタル的、機械的な思考傾向の自
己中心的な人間になる。共感性を失ったことにより、人間との接触を避け、コ
ンピュータを擬人化した関係の中でコンピュータにますますのめり込むことに
なり、さらにテクノ依存状態になる。テクノストレスの対策として、適材適所
の配置とコンピュータ関連技術の十分な習得、さらにストレスを緩和するよう
な職場環境をつくることである。テクノ不安症の予防はコンピュータ技術の十
分な教育研修と適材適所の配置をすることに尽き、コンピュータに関する仕事
が苦痛で適応性がない人はその関連の仕事から外す調整を行うことである。テ
クノ依存症の予防では、コンピュータと親和性の強い性格の人がなりやすいだ
けに、コンピュータとのかかわりに外的に枠組みをつくることと周囲からの人
間的な働きかけを意図的にしていくこと、職務の時間と量を外的にコントロー
ルすることが大切である。

　テレビゲームの子どもたちへの影響についてさまざまな議論が行われてい
る。ブロードはテレビゲームをする子どもたちについてテクノ依存の状態であ
ると警告している[26]。今のところ、テレビゲームによって子どもたちのメン
タルヘルスにそれほど大きな問題が生じているわけではない[27]。しかし、擬
似的な現実の中で人間がコンピュータ化して感情を表現できなくなっていくと
いうメンタルヘルス上の影響の可能性はある[28]。

## （2）　リアリティ・ショック

　リアリティ・ショックとは、自分の期待や夢と、組織での仕事や組織への
所属の実際とのギャップに初めて出会うことから生じるショックであるとさ
れる[29]。小川は、このようなリアリティ・ショックは組織への参加の際のみ
に発生するのではなく組織社会化の長期的プロセスの中の節目で発生すると
述べている[30]。具体的には入社段階のエントランス・ショック、異動によっ
て発生するクロス・ファンクショナル・ショック、昇進によるランキング・

ショック等に分類している。

　リアリティ・ショックに関するこれまでの研究では、看護師や介護士や教員といった対人援助職といわれる職業に多い。特に今回は、看護師について述べていく。高度な医療技術を駆使した治療現場や終末期を迎える患者と遭遇し、現場で判断や対応に追われ自分の知識や技術の未熟さを痛感させられる。それにより、限りない不安と自信の喪失を味わう体験をする。リアリティ・ショックはバーンアウトのリスクと関連があることが報告されており[31]、新卒看護職者のリアリティ・ショックを少なくすることは、バーンアウトひいては早期離職の予防が期待できることも述べられている[32]。

　それらの予防策についてもコンサルテーションやプリセプターシップの導入などが実践されてきている。就職3か月は仕事量が多いと感じたり、身体的疲弊感を感じる時期であるが、単なる疲労ではなくリアリティ・ショックの症状の可能性も視野に入れてサポートする必要がある。また、仕事に関する悩みなどを意識的に表出させることやアサーション・トレーニングを取り入れるなどの心身共に援助するシステムの構築が望まれる[33]。具体的な対処方法については表7-9に示す[34]。

　また、新卒看護師のリアリティ・ショックのなかでも「仕事のやりがい楽しさ」のギャップが強いと、仕事満足度、モチベーション、組織コミットメントといった就労意識にネガティブな影響があることが明らかになった。このことから、「仕事のやりがい楽しさ」を新卒看護師が感じられるように、看護管理者は職場環境を整えることが、エントリーマネジメントにおいて重要な課題だといえる[35]。

---

バーンアウト

　「バーンアウト」とは、燃え尽きるという意味で、心身のエネルギーが尽き果てた状態を指す表現である。それまでひとつのことに没頭していた人が、心身の極度の疲労によって、ある日突然、まるで燃え尽きたかのように意欲を失い、社会に適応できなくなってしまうことを「バーンアウトシンドローム」（燃え尽き症候群）という。

表7-9　リアリティ・ショックへの対処方法と基礎教育に求める内容 [34)]

| | 対処方法 | 看護基礎教育課程に求める内容 |
|---|---|---|
| 1.<br>基本的看護業務遂行能力の獲得 | 先輩から学ぶ | 与薬（点滴作成）に関する授業・実習 |
| | 現場で覚える | 複数受け持ちの実習 |
| | | 基本的な看護業務の経験 |
| | 自己学習：学生時代の教科書・実習記録や図書館の利用 | できるだけ多くの看護技術の経験 |
| | | 広い視点をもって積極的に実習を行う（空き時間に配膳・下膳を手伝ったり、処置を見学させてもらう） |
| 2.<br>職場の人間関係の調整 | 同僚・先輩・上司に相談 | 実習中に友人と助け合う |
| | 同僚に愚痴を言う | 人生は思い通りにならないということを学ぶ |
| | 理不尽なことは気にしない | 自分で大切と思うことを考えて人間関係で流されないようにする |
| | 気持ちの切り替えをする | アルバイトなど社会経験をする |
| | 他職種の友人に相談する | サークルに入り年上の先輩と接する機会をもつ |
| | 他の先輩のコミュニケーションのとり方を学ぶ | 新しい環境の中で相談できる人をつくる能力を身につける |
| | | 先生に相談する術を身につける |
| | | アサーティブな態度の習得（精神看護） |
| | | チーム内のコミュニケーション |
| | | グループワークなどで相手に気持ちよく発言させたり、関係を保つための方法を知る。自分が相手にどのような不快を与えているかを知る |
| 3.<br>さまざまなケアへの対応能力の発達 | できないことは、先輩や同期に助けを求める | 業務としてたくさんの人を受け持つ大変さに焦点をあてた、見学実習 |
| | 先輩からのフォローを受け、相談する | 受け持ち看護師の担当患者5-6人のことを全て把握するという実習（タイムマネージメントの学習） |
| | マニュアルを見る | 多くを経験できる実習（実践により習得する） |
| | 文献・インターネットなどで調べる | 正常分娩ではない患者を受け持つ実習 |
| | 自分の行動を書き留め、振り返る | 多くの病態に関する講義 |
| | 先輩の行っている看護、ケアの方法を聞き、ケアの選択肢を増やしていく | 系統だった教科書の使用 |
| | | 救急車同乗のナースの対応（救急車同乗の演習は効果的） |
| 4.<br>勤務形態への適応 | 休日に気分転換のために外出したり、人に会ったりする（しかし、これは身体的には疲労する） | 働くということの身体のきつさ、病棟による身体疲労の程度の違いなど、臨床看護師から話を聞く機会の提供 |
| | 先輩に相談して、ウラ技を学ぶ | 夜勤実習 |
| | 夜は早く寝る | 休日や給料の重要性についての講義 |
| 5.<br>仕事と自己の価値観 | カンファレンスの活用 | 職場適応について |
| | 同僚と話す | （一人で頑張ろうとしないで）お互い助け合う人間関係 |
| | 先輩に相談する | 様々な価値観にふれる機会の提供（いろいろな職業、価値観の人の話を聞く、映画、本など） |
| | やりたいことを我慢しないで、内緒で働く | |
| | （ストレスが溜まる時は）休みの日は仕事のことは考えず忘れる | 家族との対応のケーススタディー（倫理面を含めて） |
| | 自己嫌悪になったときはゆとりをもって接しようとする | 看護業務上のいろいろな場面を見る機会の提供 |
| | インターネットで調べる | 看護倫理・医療倫理 |

| | | |
|---|---|---|
| の調和 | 自分が教わった先生の本を選んで読む<br>しょうがないと思って無理やりやる<br>学んだことを病院に伝えていく（婦長に話し、初回沐浴が廃止される方向になっている） | |
| 6.<br>対患者コミュニケーション | 先輩に相談する<br>一歩一歩信頼を深めていく<br>できる範囲で患者の訴える通りにする<br><br>自分のケアで不備があれば謝罪し、次は気をつけるようにする<br>他の患者の事などは考えず、今対応している患者のことだけを考えるようにする<br>あいさつや表情に気をつける<br>振り返りを行う<br>「いろいろな人がいる」というふうに学ぶ（慣れる）ようにしている<br>同期と同じような経験（ショックだったこと）を話す<br>外国語を話せるスタッフにまかせる<br>コミュニケーションスキルや行動療法についての学習 | 上手なコミュニケーションをみる機会<br>様々な人とコミュニケーションをとる機会<br>上手くいかなかったコミュニケーション場面の教員によるフィードバック<br>会話の糸口になるような情報の得方<br><br>初対面の人とどのように、上手く距離をもってたくさんの情報を貰うかという練習<br>一般的な人間関係で気をつけなければならないこと、礼儀や挨拶などの基本的マナー<br>第2外国語の授業<br><br>実際的医療英会話<br>対人看護、倫理、医療倫理、看護学心理の授業 |

## （3）ハラスメント

　ハラスメントは、以前から職場でおこるこのような問題を「職場のいじめ、精神的虐待・暴力」として取り扱われてきた。それは「年齢、障害、HIV感染、家庭事情、性別、性指向、性転換、人種言語、宗教支持政党、所属する労働組合、その他の主義や信条、出身、少数集団との関連、資産、出生等に基づいて行われる、不快で尊厳を傷つける行為」とされている[36]。

　職場では人間関係が継続的関係であり、その関係を簡単には解消できないことから、ストレスが持続・蓄積しやすいという特徴がある。また職場における人間関係は、指揮命令・従属関係や上下関係といった強者と弱者の関係が不可避的に生じ、弱者がストレスをため込みやすい。このことは、職場におけるハラスメントの要因にもなる。

　職場におけるハラスメント行為には、パワー・ハラスメント、モラル・ハラスメント、セクシャル・ハラスメントと言われるものがある。

○　パワー・ハラスメント

　上司によるいやがらせを意味し、上司が部下に言葉や態度による暴力を振るったり、できもしない執拗な要求で精神的に苦痛を与えるなどである。職権などのパワーを背景にして、本来の業務の範疇を超えて継続的に人格と尊厳を侵害する言動を行い、就業者の働く関係を悪化させあるいは雇用不安を与えることである。ここで問題となるのは、指導育成や業務上の命令などに隠れて表面化しにくいことである。

○　モラル・ハラスメント

　言葉や態度、身振りや文書などによって、相手の人格や尊厳を傷つけたり肉体的・精神的に傷を負わせてその就業者が職場を辞めざるを得ない状況に追い込んだり、職場の雰囲気を悪くさせることである。

○　セクシャル・ハラスメント

　①性的言動があること、②性的言動が相手の意に反していること、③性的言動が職務を遂行するうえで一定の不利益を与える、あるいは就業環境を悪化させるものであることという3つの要件を満たす行為を指す。また、性的関係を拒否されたことが原因で相手を解雇したり、降格したり減給したりする「対価型」と、性的な言動によって相手に不快感を与えたり、仕事上の能力の発揮に重大な影響を及ぼす「環境型」の2つに大きく分けられる。

　ハラスメントの予防に向けての対策を、組織としての取り組みと個人の取り組みに分けて考えていく。まず、組織としての取り組みは、就業者が職場において継続して非難や攻撃を受けたり仕事のノウハウを教えてもらえなかったりすると、恐怖感や無力感に陥ってしまい不安感が強くなったり、抑うつ状態にまで至る場合も少なくない。また、職場におけるハラスメントの問題は被害者に対するこのような不利益な結果や悪影響だけではなく、周囲のモチベーションが下がるなど職場風土への影響も大きい。そこで、事業者は啓発や周知を図るためにも教育・研修を行い、自己理解・他者理解や職場における　上司・部下などの相互のコミュニケーションについての意識化を促す必要がある。それによって、職場がハラスメント行為への抑止力を持つことが可能になる。また、一人ひとりが自らの言動に気づくことによっ

て心理的葛藤を解消するメカニズムの中で発生するハラスメントは、予防され軽減される。

　次に、個人の取り組みについて、まず、相手の立場に立つことや自分の素直な気持ちを伝えることが大切である。それは、アサーションやリスニングなどのコミュニケーションであり、そのスキルを理解し身についているかを見直す必要がある。次に、職場におけるハラスメントは無視したり受け流したりして一人で我慢してしまうことでは問題解決に繋がらないことが多い。ハラスメントに対しては毅然とした態度をとり、はっきりと不快であるという意思を相手に伝える必要がある。したがってここでも、アサーティヴなコミュニケーションを身につけることが求められる。現実的にはなかなか言いづらい状況もあるので、事業場内の支援制度の利用や専門家に相談することも視野に入れておく必要がある。その際、被害に会った場合には、日時や場所、内容などについて記録をしておくことが大切である。そのことで自分や相手に対して客観的に見直す契機にも繋がるのである。また、法的に守られる権利についても理解しておくことも大切である。

## （4）　これからの職場とメンタルヘルス

　これまでの職場におけるメンタルヘルス対策は、不調者の早期発見・早期治療に主眼を置いて取り組まれてきた。これからも新たな課題や問題は時代による環境の変化によって出現してくると予測される。したがって、こうした課題や問題を早期に発見し早期に対処することが原則であろう。

　小川はキャリア初期の若者に注目し、より長期的視点、つまり、今後のキャリア形成を踏まえた上でキャリア形成行動の一環として離職を選択する若者の姿を記述した。そこでは自己のキャリア形成過程を会社に大きく規定されながらも、一方で、会社や職務についての知識を獲得し、他方で自身の興味や能力適性について把握することで今後の進むべき方向性を見いだし、時に離転職という手段によって自らのキャリア形成に取り組む若者の姿が見いだされた[39]。若者自身は、勤労観、職業観の未熟さや社会人・職業人としての基本的資質や能力の低下、社会の一員としての意識の希薄さ等が問われている。さまざま

なメンタルヘルスを脅かす課題や問題に直面しても対処することは簡単ではない。これまでの生きてきた体験を通して「自分の生き方」の構築をしながら自分を成熟させ、それを実感できるように周りがサポートをしていくことが心の健康を保持・増進させていく一歩ではないかと考える。

**文献**

1) 前原澄子著：『母性〈1〉妊婦・産婦』中央法規出版、2000。

2) 山下洋：「周産期における精神疾患の薬物療法」『母子保健情報』67、pp.30-34、2013。

3) 川村諭、中山和彦：「産褥精神障害」『臨床精神医学』40（増刊）、pp.263-265、2011。

4) Deykin EY, Jacobson S, Klerman G, et al：「The empty nest: Psychosocial aspects of conflict between depressed women and their grown children」『Am J Psychiatry』122, pp.1422-1426, 1966。

5) 熊谷文枝著：『アメリカの家庭内暴力と虐待 ― 社会学的視点でひもとく人間関係 ―』ミネルヴァ書房、2005。

6) 佐々木正美：「被虐待児症候群」『臨床精神医学』8（8）、pp.909-916、1979。

7) 高玉和子：「児童虐待問題に関する一考察 ― 児童虐待の全体像 ―」『駒澤女子短期大学研究紀要』25、pp.33-39、1992。

8) 子ども虐待防止オレンジリボン運動
http://www.orangeribbon.jp/about/child/you.php（2015/1/20 アクセス）

9) 河合隼雄：『大人になることのむずかしさ　子どもと教育』岩波書店、1996。

10) 神郡博：『精神保健 ― 現在の視点と展開』看護の科学社、2009。

11) 川畑友二：「Ⅱ訴えや症状からみた心の問題　家庭内暴力」『小児科診療』73（1）、pp.95-99、2010。

12) 酒木保：「いじめ発生のしくみとその心理」『児童心理』843、pp.2-10、2006。

13) 森田洋司、清水賢二：『いじめ ― 教室の病い』新訂版、金子書房、1994。

14) 鳥取市教育委員会人権教育課：いじめ防止教育プログラム、2007。

15) 齋藤万比古：「ひきこもりと発達障害」『医学のあゆみ』250（4）、pp.263-267、2014。

16) 竹中哲夫：「不登校・ひきこもりの理解と回復への援助 ― 健康心理学的アプローチ ―」『日本福祉大学社会福祉学部・日本福祉大学福祉社会開発研究所『日本福祉大学社会福祉論集』』112、pp.47-84、2005。

17) 土屋徹：「不登校とひきこもり」『精神科看護』41（8）、pp.72-73、2014。

18) 森田洋司編著：『不登校 ― その後不登校経験者が語る心理と行動の軌跡』教育開発研究所、2003。

19) 笠原嘉：『アパシー・シンドローム』岩波書店、2002。

20)　土川隆史：「大学生の登校拒否（スチューデント・アパシー)」『教育と医学』36（4)、pp.341-345、1988。

21)　下山晴彦：『臨床心理学研究の理論と実際』東京大学出版会、1997。

22)　土川隆史：「スチューデント・アパシーと生活リズム」『教育心理』33、pp.771-773、1985。

23)　独立行政法人労働政策研究・研修機構：「職場におけるメンタルヘルス対策に関する調査」『JILPT 調査シリーズ』p.100、2012。

24)　村林信行、筒井末春：「心療内科からみたテクノストレス症候群」『Pharma Medica』12（6)、pp.61-64、1992。

25)　厚生労働省大臣官房統計情報部賃金福祉統計課：平成 20 年技術革新と労働に関する実態調査結果の概況、2009。

26)　Brod, C. 池央秋、高見浩訳：『テクノストレス』新潮社、1984。

27)　坂元　章：『「テレビゲームの悪影響」は本当か？　情報化と大衆文化』現代のエスプリ 312、pp.69-82、1993。

28)　村山隆志：「子供のテクノストレス」『心身医療』4、pp.959-963、1992。

29)　Schein, E. H, 二村敏子、三善勝代訳『キャリア・ダイナミクス』白桃書房、1991 年。

30)　小川憲彦：「大卒者のキャリア初期段階における衝動的離職プロセス」『六甲台論集 ― 経営学編 ― 』50（2)、pp.49-77、2003.

31)　鈴木英子、叶谷由佳、他：「大学病院に勤務する新卒看護職の職場環境及びアサーティブネスとバーンアウト」『日本看護研究学会雑誌』28（2)、pp.89-97、2005。

32)　Duffield, C., Franks, H.:「Career paths beyond nursing and thecontribution of nursing experience and skills in attaining thesepositions」『Int J Nurs Stud』39（6)、pp.601-609, 2002.

33)　糸嶺一郎、鈴木英子、他：「大学病院に勤務した新卒看護職者のリアリティ・ショックに関与する要因」『日本看護研究学会雑誌』29（4)、pp.63-70、2006.

34)　左居由美、松谷美和子、平林優子、他：「新卒看護師のリアリティショックの構造と教育プログラムのあり方」『聖路加看護学会誌』11（1)、pp.100-108、2007。

35)　亀岡正二、富樫千秋：「リアリティショックが新卒看護師の就労意欲に及ぼす影響」『ナーシングビジネス』8（2)、pp.141-145、2014。

36)　国際労働機関（ILO)、世界保健機関（WHO)、国際公務員労組連盟（PSI)、国際看護婦協会（ICN）保健医療部門における職場暴力に対処する枠組ガイドライン（Framework GUidelines for Addressing Workplace Violence in the Health Sector)。

# 第 8 章

# 精神障碍者の処遇と法的制度

　精神障碍者の処遇は、その時代の社会的・文化的・経済的・政治的な背景などの影響を受けて社会から隔離されてきた。古代から人々は精神障害をほかの身体疾患とは異なった目で見続けてきたのである。その理由は、社会を保安する社会防衛的な意識が強く精神障碍者を医学の対象として治療に取り組まなかったことがあげられる。18 世紀から 19 世紀にかけての産業革命とフランス革命によってヒューマニズムが叫ばれてきた。そしてヒューマニズムの時代変化は、精神障碍者は脳の病気を持った人と認識されるようになり、隔離・拘束された場から、人として病院で治療を受け地域で生活できるよう処遇されるように変化してきたのである。

　日本では、精神障碍者の治療は入院が主流であったが、現在では人権への配慮とその人らしい生活を送られるように通院治療と地域での生活をめざしている。この章では精神障碍者の処遇の歴史と法的制度を学び、看護師をめざす者としての役割を明らかにする。

キーワード：人権擁護　偏見　スティグマ　家族　地域社会
　　　　　　精神障碍者に対する社会制度、憲法、自立支援法、
　　　　　　障害者総合支援法、精神保健福祉法

## 1. 欧米における精神保健医療の歴史

### （1）原始時代

　精神病を含んだあらゆる病気は、悪霊・悪魔が人間に憑いたために起こると考えられた。病気を治すには、悪霊・悪魔の憑いた病人を隔離し、病人の身体から悪霊・悪魔を追い出す魔法や呪術が行われていた。

### （2）ギリシャ・ローマ時代

　ヒポクラテスは、「精神は脳にある」と主張し、てんかんや精神障害を脳の病気とみて、身体疾患と同様に体液の不均衡によって病気になるととらえていた。哲学者プラトンとアリストテレスも精神障害者の理解と保護を示している。治療として、アヘンなどの薬物療法や休養、スポーツ、音楽、新鮮な空気が有効であると推奨されていた。

　ヒポクラテスの学派であったガレノスは、ヒポクラテスの体液論に基づき、精神疾患の原因をどの体液が優勢かにより4型に分類した。

　①多血質：血液が優勢で、快活、敏感、耐久性に乏しいなど

　②胆汁質：胆汁が優勢で、短気、易怒、精力的など

　③黒胆汁質：黒胆汁が優勢で、憂うつ、感動的など

　④粘液質：粘液が優勢で、反応が遅鈍など

　また、ガレノスは、心臓には男性的な霊魂、肝臓には女性的な霊魂があり、ヒステリーは子宮の充血によって発症し、精神疾患は脳が直接に罹患したためと唱えた。

　ローマ時代になると、精神医学の始祖アスクレピアデスが幻覚、妄想、錯覚について科学的に述べ、食事の改善、休息、作業を施していた。ソラノスは、持続浴や作業療法などの治療をしていた。

## （3）紀元 4 〜 5 世紀ころまで

　紀元 4 世紀になると病院の中に精神科病棟が開かれ、5 世紀にはエルサレムに最初の精神病院が建てられた。

　しかし、ローマ帝国は帝王による強権政治とキリスト教を公認すると、医学は次第に自由さを失っていき、科学的な治療は衰退していった。

## （4）中　　世

　中世に入るとヨーロッパでは精神障碍者にとって受難続きとなり、18 世紀におこったフランス革命まで精神障碍者の第一暗黒時代であった。精神医学は宗教の支配下に置かれ、キリスト教の影響力が強くなるにつれ精神疾患に対する偏った考え方が広まっていった。精神障碍者は社会的な偏見、スティグマ（烙印）、差別、迷信といった渦中に引き込まれていった。ユダヤ教、キリスト教では精神疾患はエホバの神の許可のもとに悪魔が人間に乗り移るためにおこり、人間の罪を罰するために悪魔が憑くものと考えられていた。精神疾患を治すためには患者は自ら懺悔して信仰を持たなければならず、教会でイエスの名のもとに悪魔ばらいの儀式が行われ、拷問、魔女狩り、死刑が行われていた。

> **魔女狩り**　旧約聖書の中には「魔女を生かすなかれ」「魔女にとりつかれた者、石を持って打殺すべし」などと魔女（男性もいる）はキリスト教に対する異端者であるとされ、教会や牧師たちは旧約聖書の通りに魔女を火刑や絞首刑で殺していった。ヨーロッパ各地で魔女が告発、逮捕、裁判され、処刑された。迫害を受けた、つまり死刑にされた魔女（男性もいる）は 100 万人以上いたといわれ、その中には多くの精神障碍者もいたと推定されている。

　9 世紀から 15 世紀にかけて、ヨーロッパの各国ではこのような精神障碍者の境遇に同情が寄せられ、少数の慈善病院が設立されていった。16 世紀には、パラケルススは「精神疾患は魔物のしわざではなく『自然の病』」と主張し、ワイヤーは精神疾患と悪魔の関係を否定し「精神病者は医師の治療を受けるべきである」と主張した。しかし、当時は治療法がなく、患者は鎖・強制衣・強制具などによって自由が束縛され、生涯病院で過ごしていた。ヨーロッパの各地では自然発生的に精神病者のコロニーができて、精神病者の家族も一緒に居

住していた。ベルギーのゲール集落では、村落の人々が精神病者を家庭で保護し、生活訓練を通して平穏な生活と回復ができるように支援していた。

## （5）近　　世

18世紀後半に自由・平等・博愛をスローガンにフランス革命が起こり、18世紀は「博愛の時代」とまで言われるようになった。自由・平等の市民的人道思想により不幸な人々を救うために人道主義的活動が活発になった。こうした状況の中、精神障碍者に対する変化も当然のように起きた。

> **鎖からの解放**　中世の非人道的な精神保健医療に対する扱いに大きな警鐘をもたらしたのはフランスのピネルである。1793年にピネルはパリのビセードル国民病院（男子患者を収容する公立病院）の院長に就任すると精神病院の改革に着手し「患者を鎖から解放して、自由にし、拘束せずに治療する。精神障碍者を病人として人格を尊重し、人権を認める」と主張し、ビセードル国民病院の総看護長ピュサンとともに精神障碍者を鎖の拘束から解放した。その後、ピネルはサンペリドール病院（女子患者を収容する病院）に転じ、同様に鎖の拘束から解放した。

その後、イタリアのキアルジーとその後継者らによって拘束具の廃止が行われ、イギリスのテュークはヨーク療養所を設立して人間性の回復を主張、道徳療法を試みた。19世紀に入り、イギリスのヒルやコノリーによって精神病者から強制具を取り除く運動を開始し、ヨーロッパ各地に無拘束での治療が広まった。

しかしその反面、19世紀後半から第2次世界大戦まで国家権力の強化などの要因から保安通信の考えが強まり、精神障碍者は非生産的で再起の見込みがなく社会に害を及ぼすものとして危険視され郊外の精神病院に収容されるようになった。1933年〜1945年にドイツではナチスによって、精神障碍者は多大な努力と多大な出費をかけて扶養される意味はないと27万人あまりの患者の命が奪われた（ガス室などで毒殺された）。この時代は社会変動に伴う精神障碍者の第二暗黒時代ともいえる。

## （6）現　　代

　1908 年、アメリカのビアーズは精神病院入院中に受けた非人道的対応を訴え、精神衛生協会を設立した。

　1929 年、ドイツのジーモンが作業療法を体系化し各国に普及させた。

　1933 年、フロイトによる精神分析療法、ザーケルによるインスリンショック療法、テェルレッティらによる電気けいれん療法、モリスらによるロボトミー（前頭葉白質切截術）など新しい治療法が開発され、精神障碍者や精神病院にも少しずつ明るい兆しが見えてきた。

　1952 年、フランスのドレイとデニカーによって抗精神病薬クロルプロマジンが開発されその後薬物療法は目ざましい発展を遂げている。薬物療法（生物学的療法）の発展は、精神療法、作業療法、レクレーション療法、生活療法などの心理・社会学的療法の可能性を広げ、入院治療から通院治療への社会復帰の基盤づくりとなった。

　1963 年 2 月、アメリカのケネディ教書によって地域精神保健の展開が開始され、脱施設化（退院促進）の活動が続けられている。

　精神病および精神薄弱に関する教書 ─ ケネディ教書 ─

> 　われわれは国民として、今日まで長い間、精神病者及び精神薄弱者を無視してきた。われわれが同情と尊厳の理念を守り、人的能力を最大限に活用しようとするならば、このような状況は速やかに是正されなければならない。この伝統的な無関心をなくして、国中のあらゆる層、地方、州、個人、すべての行政機関の段階において、力強い遠大な計画を実行に移さなければならない。

　1970 年代からアメリカでは入院期間を短縮させ、退院後は ACT（Assertive Community Treatment：包括的地域生活支援）を始めた。重症な精神障碍者でも地域社会の中で自分らしい生活を実現・維持できるよう、看護師・精神保健福祉士・作業療法士・精神科医等からなる多職種チームによって 24 時間訪問型支援を提供している。このモデルは各国に広がり、日本にも取り入れられ、ACT-J（Japan）として活動している。

　1970 年代からイタリアのトリエステ市では精神病院を廃止し、精神保健セ

ンターを設立して通院医療のみの治療・訪問看護・住居探し・就労支援などできるよう活動してきた。精神科病院は完全に閉鎖したが、総合病院や大学病院の中に精神科の病床が少数用意されている。このように世界の精神保健医療が従来の入院医療から地域の中で治療を行う地域医療の体系に変化を遂げているのが現状である。

## 2. 日本における精神保健医療の歴史

日本における精神保健医療の歴史は、欧米のような大量に殺害された歴史はなく、個別に偏見と差別を受けてきた。非人道的な扱いを受けてきた歴史は長く、社会的な事件をきっかけに法律が制定され、精神障碍者の人権保護と治療の形態も変化してきた。

### (1) 古　　代

きつね、へびなどの動物霊、悪霊、悪魔にとりつかれたかれものとして見られていた。とりつかれたものを落とすために、祈祷されたり、滝に当たったり、寺院に監禁されていた。漢方薬の下剤を服用して排便を促し身体からとりつかれたものを出していた。吐き気を起こす漢方薬も用いられ吐くことによって身体からとりつかれたものを出していた。

702年の大宝律令にはてんかんは精神疾患とみられ、医学の対象として考えられていた。

### (2) 中　　世

寺院中心に医療が行われていた。「健忘」はこのころできた言葉である。「医心方」には、狂病者の描写があり、多くの医学書で、癲狂（てんきょう）、ふう狂は、ものくるい、物狂わしと呼んでいた。病気を癒すために加持祈祷、滝に当たる、漢方薬などの民間療法が行われていた。各地の日蓮宗、真言宗などの仏閣や神社に患者を参拝させて、治療効果を上げようとしていた。寺院、仏閣を中心とした地域が自然と収容所となり、家庭看護の場所となっていた。当時の天皇皇女

が精神病を患い、京都岩倉村大雲寺の冷泉の飲用によって精神病が癒えたことから岩倉村は精神病者とその家族が多く住んでいた。岩倉村のコロニーは昭和の時代まで続いていた。

## （3）近　　世

　社会防衛のため、精神障碍者を持つ家族と保護者が責任を負っていた。「御定書百箇条」には、殺人、放火する乱心者は責任能力がないとして、減刑、家族と近所の5人組が責任を持つ、座敷牢に監禁するなどの処遇を受けていた。このころから、「もの狂い」は医学として研究されるようになってきた。きつねつき、かえるつきなどは摂食障害、不安神経症、不眠と研究されていた。漢方の下剤、催吐剤による治療、仏閣での滝にあたる水治療法などの民間療法と私宅監置の処置がとられていた。1818 年、座敷牢の制度ができ、1950 年の精神衛生法が成立するまで私宅監置の処遇は続いていた。

## （4）近　　代

　1874 年に東京衛生病院に 65 坪の精神病室が設けられた。1875 年に我が国最初の公立の京都府癲狂院が設立され、1879 年に東京府癲狂院（現在の都立松沢病院）が設立さた。設立当時の東京府癲狂院は患者 50 ～ 60 人に対して精神看護の専門知識のない男子看護人が 7 ～ 8 人で患者の世話に当たり、食事を与え離院を防ぐために手錠・足錠等の拘束具を使用し、病室内は不潔・乱雑を極めていた。

　　**相馬事件**　1884 年、旧相馬藩主が統合失調症と考えられる精神疾患になり東京府癲狂院等の精神病院に数回の入院を経た結果、糖尿病で亡くなった。ところが旧家来が不当な監禁をして毒殺したとして病院を訴え病院長は留置所に入れられた。この事件のことを相馬事件といい、これを機会に、**1900 年に「精神病者監護法」**が制定された。精神障碍者の監置・監禁・社会治安の目的が強いもので、看護義務者が医師の診断書を添えて、警察に届け出を提出すれば精神障碍者の「私宅監置」（座敷牢）を公認している。しかし、治療については触れていない。

　1901年ドイツの留学から帰った呉秀三（東大教授）は、巣鴨病院（その前は、東京府癲狂院、のちの都立松沢病院）の院長となり、患者の手かせ、足かせなどの使用を禁じ、全部焼却させた。そして隔離室の使用も制限した。呉秀三は日本において強制具の廃止、無拘束と治療の理念を導入して患者の処遇改善に取り組んだ。また彼は看護師の教育にも関心を持ち1903年東京府巣鴨病院に看護師の養成所を開設した。呉は1918年に「精神病者の私宅監置の実況」を発表し、「我が国の精神病者は精神病という不幸を背負っているだけでなく、日本にいる不幸（精神医学が遅れている日本にいる）を背負っている」と激しい怒りを表明し、私宅監置と日本の精神医療を批判した。呉は、当時の精神病院の設備や治療・看護の改革と精神衛生運動を推進した。

　1919年に呉秀三の運動を受け「精神病院法」が制定された。

　公共の責任で都道府県に公立の精神病院設立の道が開かれた。しかし予算の関係で新設した公立病院はわずかで、私立の代用病院の設立が多くあった。精神病者は私宅監置よりも入院治療が認められるようになってきたが、第二次世界大戦が始まって精神障碍者に対する国の対策は停滞し、食糧難の危機によって、精神病院入院中の患者の多くが栄養失調で亡くなった。

## （5）現　　代

①　1950年に「精神衛生法」が制定された。

　　精神障碍者への適切な医療・保護を図ることを目的とし、「精神病者監護法」と「精神病院法」は廃止された。社会防衛の観点から措置入院（自傷他害の恐れがあると認められたものに対する強制入院）と同意入院（本人の同意がなくても家族の同意で入院できる）の制度が導入された。これは精神障碍者の保護の名のもとに拘禁する体制がみられていた。

　　1952年、クロルプロマジンはフランスで開発、使用開始されていた画期的な向精神薬で、1955年頃に日本にも導入された。クロルプロマジンによる薬物療法は急速に進展した。同時に、精神病院の解放的な治療が盛んになり多くの閉鎖病棟から鍵が取り除かれ、生活療法、作業療法も盛んに行われるようになった。しかし入院治療が中心であり病床数は増加していく傾向であった。

**ライシャワー事件** 1964年にライシャワー駐日アメリカ大使が精神科通院中断の統合失調症の19歳少年に刺傷された事件が勃発した。この事件によって精神障碍者に対する治安が強化されそうな動きになったが、日本精神神経学会を中心に強い反対運動がおこり、精神衛生審議会は精神衛生法を全面的に改正し、監置の強化から通院治療・社会復帰対策の医療をすべきと答申した。そして、1965年に精神衛生法が改正され、通院しながら、治療に専念できるよう地域精神施策へ重点が移された。

**宇都宮病院事件** 1984年、宇都宮病院の看護者が入院患者に暴行を加え、死亡させるという事件が起こった。わが国の患者の人権について国内外から強い批判を受け、国際問題にまで発展した。この事件がきっかけとなり精神衛生法が見直されることになる。

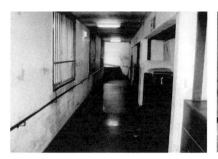

写真1 病棟間をつなぐ廊下の間に病
　　　室がある
1950年代に建設され、2000年まで使用されていた単科精神科病院の一部を写真撮影した。(撮影者:東中須)

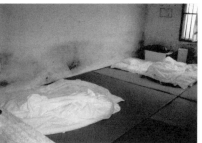

写真2 病棟内の病室
終日畳にフトンが敷かれており、壁は入院患者の汗で黄ばんでいた。

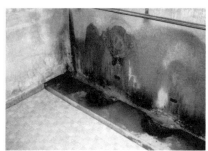

写真3 男子トイレ
ドアも仕切りもないコンクリートの壁に放尿するようになっている。異臭が病室に漂っていた。

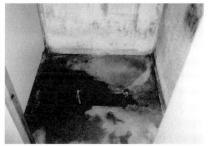

写真4 女子トイレ
コンクリートをくり抜いて穴をつくっただけのトイレ。ドアもなく異臭が漂っていた。

② 1987年に「精神保健法が制定された（施行1988年）

　精神病者の人権擁護と適正な医療の確保を推進する目的で、主な内容は、①国民の精神保健の向上、②精神障碍者の人権擁護と適正な医療の確保、③社会復帰の促進、④本人の同意に基づく「任意入院」の創設、④入院の必要性や処遇の妥当性を審査する「精神医療審査会」などが設けられた。

③ 1993年に「障害者基本法」に精神障碍者が加えられた。

　これまでは心身障害者基本法（身体障害者と知的障害者を対象）であったが、ここで初めて精神障碍者は「人権を持った人」「精神障害が初めて障害として」認められるようになった。

④ 1995年に「精神保健福祉法」が制定された

　「精神保健法」が改正され「精神保健及び精神障害者福祉に関する法律（精神保健福祉法）」が制定された。目的に、「自立と社会経済活動への参加促進のための必要な援助」が加えられた。主な内容は、①福祉対策の充実と精神障害者手帳の創設、②自立と社会参加の促進、③地域精神保健対策の充実、④より良い精神医療の確保、⑤通院患者リハビリテーション事業の法定化、⑥精神医療の公費負担制度などである。

　「精神保健福祉法」の制定を受け1997年に「精神保健福祉士法」が制定された。精神障碍者の保健や福祉に関する専門的知識と技術を持ち、社会復帰への相談援助を行う専門職者として位置付けられた国家資格を持つ者である。精神保健福祉法は5年ごとに見直しする規定があり、1999年に「精神保健福祉法」の見直しが行われた。

　主なものとして、仮入院が削除され、医療保護入院などにおける精神障碍者の移送制度が新設された。精神障碍者の自傷他害行為を防ぐための保護者の監督義務が廃止された。2006年に「精神保健福祉法」は障害者自立支援法の施行に伴い一部改正した。その内容は、精神保健福祉法に規定されていた精神科通院医療費の公費負担が自立支援医療費に、精神障害者居宅生活支援事業が障害福祉サービスに、精神障害者社会復帰施設が障害福祉サービスに移行した。2012年に「精神保健福祉法」の見直しが行われた。精神障碍者の地域生活への移行を促進するため、精神障害者の医療に関する指針

（厚生労働大臣が告示する）の策定、保護者制度の廃止などが決定された。

　2002 年、第 98 回日本精神医学会総会において精神分裂病の呼称変更が決議され、「**統合失調症**」と病名が変更された。精神医学会等で「精神分裂」という人格を否定するような病名の変更が検討され、社会的にも差別されない治る病気として見直していく動きがみられていたのである。

　2003 年、厚生労働省は「**精神保健福祉の改革に向けた今後の対策の方向**」の中で、入院医療中心から地域生活中心へと今後 10 年間の方策を示した。地域ケアの充実、住居の確保、雇用の促進、当時約 32 万人入院している患者を受け入れ条件が整えば退院可能な 72,000 人の退院促進などを示した。

⑤　2005 年「障害者自立支援法」が制定された（施行 2006 年）

　身体・知的・精神の 3 障害を持った人たちが、必要とされるサービスを利用できるようになった。身近な市町村が一元的にサービスを行うものであった。就労支援など、障害のある人たちの自立を支える法律である。また、公費負担が 95％から 90％に下げられ、障害者の負担が増えた。かなり厳しい利用者負担で、サービスの利用量と所得に応じた負担をすることとなった。その後、東京都内の障害者とその家族らが「**障害者に利用料の 1割負担を課す障害者自立支援法は憲法で保障された生存権を侵害している**」として、国に 1 割負担の廃止などを求めた訴訟を起こした。そして、東京地方裁判所で和解が成立した。同法を巡る訴訟は全国 14 カ所の地方裁判所で争われ、すべて和解が成立した。2009 年 9 月に長妻昭厚生労働大臣が「**障害者自立支援法**」の廃止を表明し、2013 年 8 月までに新制度を制定することとなった。

⑥　2012 年に「障害者総合支援法」が制定された

　従来の「障害者自立支援法」は、「障害者の日常生活及び社会生活を総合的に支援するための法律」（通称：障害者総合支援法）となった。その主な内容は①目的・基本理念は「自立」という表現に代わり「基本的人権を享有する個人としての尊厳」と明記され、②障害者の範囲の見直しに一定の難病の患者が対象として加えられ、③障害支援区分への名称・定義の改正では、知的障害及び精神障害は、コンピューター判定（一次判定）で低く判定され

る傾向があり、新法では区分の制定にあたり適切な配慮その他の必要な措置を講ずる、④障害者に対する支援の見直しは「共同生活介護（ケアホーム）」は「共同生活援助（グループホーム）」に一元化、⑤地域生活支援事業の見直しは市区町村及び都道府県が行う地域生活支援事業の必須事業に新たな事業が追加され、⑥サービス基盤の計画的整備は「サービス提供体制の確保に係る目標に関する事項」と「地域生活支援事業の種類ごとの実施に関する事項」があげられた。

　このように、日本においても精神障碍者の人権が擁護されるようになり、入院治療から通院治療を受けながらその人らしく地域で生活できるように変化を遂げているのが現状である。

### （6）　疾病構造の変化

　古代から現代までの精神疾患をみるとそのほとんどは統合失調症で、統合失調症をもった患者の医療と保護は病院で行われていた。最近20年くらいの間に気分障害を中心とするうつ状態の患者とアルコール依存症などの依存症の患者が増え、同時に入院医療から通院医療への社会からのニーズも高くなっている。精神病床はわずかに減少しているものの、街中にある精神科診療所・精神科クリニックは増加傾向で、通院治療、精神科デイ・ナイトケア、地域活動支援センターなどの社会資源が増加してきている。

　精神保健医療を歴史的に振り返ると、精神障碍者に対する処遇がいかに悲惨であったか理解できる。中でも「魔女狩り」「鎖による拘束」「座敷牢・監置室による監禁」などは精神障害をもっているために人としての扱いを受けてこなかった。そうした不遇な歴史の中で、20世紀に入るとクロルプロマジンの薬物療法の登場と作業療法などの各種の療法は精神障害の回復をみるものである。そして、病院治療から通院治療へと変化し、精神障碍者の人権擁護や社会復帰の促進などが波及してきたといえる。

## 3. 精神障碍者と法的制度

　精神障碍者は、長い歴史の中で社会の管理下、医療の管理下にあり、隔離・監禁されてきた。身体の病気の場合は、治療は患者自身が受診して、医療者と患者の間には治療の契約がなされ治療が進められている。しかし、精神障碍者の場合、患者本人が受診を拒否しても自傷他害行為の恐れがあるときは、精神保健福祉法23条〜26条によって通報され受診させられている。さらに入院治療が必要であれば本人の同意がなくても閉鎖病棟への入院、隔離や拘束、面会・通信など制限され、治療が進められている。精神障碍者は自分の病気について十分理解できないことと、自傷他害行為によって社会の安全が脅かされるために医療者側から強制的な処遇をしてしまうのが現状である。患者は病状によって現実の検討能力と判断能力が低下することがある。治療に同意できていない精神障碍者の人権をどう保護したらよいかが「精神保健福祉法」で明らかにされている。人は生命発生のとき、すなわち胎児のときから人権が守られている。なぜ人権を擁護しなければいけないのか、精神障碍者の場合は法律を策定して人権を擁護してきたのである。

　なぜ私たちは法律を知っていなければならないのだろうか。法律と生活について考えてみると、例えば、日本では6歳になれば小学校に入学できる。小学校に入学できるのは、日本国憲法には教育を受ける義務、教育基本法と学校教育法等では学校設置の義務等が保障されているからである。誰もがこの法律を知っていなくても、6歳になる子どもを持つ保護者等のもとには市町村等から小学校入学の案内が来て入学できている。日本では6歳になる子どもを働かせていることは皆無である。日本では15歳までは義務教育で、子どもを働かせては罰せられる。このように法律は私たちの生活と人権を保護している。精神障碍者はこれまでの歴史の中で、社会や医療から強制的に不当な非人道的な扱いを受けてきた。そして多くの法律が策定され、変更され、廃止もされてきた歴史がある。精神障碍者の最も身近にいる看護師は、精神障碍者の人権の保護および法的なサービスについての法律を熟知しなければならないのである。以

下に参考になる法律等をあげてみる。

## 人権

　広辞苑によると人権とは、人間としての権利のこと。人権思想において人間が人間として生まれながらに持っていると考えられている社会的権利のこととあげられている。

## 世界人権宣言

　1948 年、第 3 回国際連合総会で、人権および自由を尊重し確保するために、「すべて人間は、生まれながらにして自由であり、かつ、尊厳と権利とについて平等である」（世界人権宣言第 1 条）を宣言した。そして毎年 12 月を「人権デー」として世界中で記念行事が行われている。

## 日本国憲法

　日本国憲法における基本的人権の保障は、第 3 章「国民の権利及び義務」の中に明記され、第 3 章は第 10 条から第 40 条に至っている。

　第 11 条では「国民は、すべての基本的人権の享有を妨げられない。この憲法が国民に保障する基本的人権は、侵すことのできない永久の権利として、現在および将来の国民に与えられる」としている。すなわち、基本的人権は、国家・司法権・行政権・医療などどのような立場からも侵すことのできない権利であり、かつ永久の権利であると明記している。

　第 12 条では「この憲法が国民に保障する自由及び権利は、国民の不断の努力によって、これを保持しなければならない。また、国民はこれを濫用してはならないのであって、常に公共の福祉のためにこれを利用する責任を負う」とあげ、第 13 条では「すべて国民は個人として尊重される。生命、自由及び幸福追求に対する国民の権利については、公共の福祉に反しない限り、立法その他国政の上で最大の尊重を必要とする」とあげている。この 2 つの条文から「公共の福祉」のためにする基本的人権の一般的侵害をしがちである。基本的人権の尊重と公共の福祉は決して対立するものではなく協調しあうものと考える。

　第 14 条では「すべて国民は法の下に平等であって、人種、信条、性別、

社会的身分または門地により政治的、経済的または社会的関係において、差別されない」とあげ、一切の差別行為の禁止、身分など特権の否定、両性の平等、家制度の否定をあげている。

第25条では「すべて国民は、健康で文化的な最低限度の生活を営む権利を有する。国は、すべての生活部面において、社会福祉、社会保障及び公衆衛生の向上および増進に努めなければならない」とあげ、社会的な弱者が人として生活できるために国家に一定の配慮を求められる権利を持っていることが保障されている。

第26条では「すべて国民は、法律の定めるところにより、その能力に応じて、等しく教育を受ける権利を有する」とあげ、国民が望む教育を国家に妨害することなく、不合理な差別の基準を教育に関しても受けてはならないとしている。精神障害を持った人たちの教育を受ける権利は保障されている。

① 精神障碍者の定義

精神保健福祉法第5条「この法律で『精神障害者』とは、統合失調症、精神作用物による急性中毒又はその依存症、知的障害、精神病質その他の精神疾患を有する者をいう」と規定している。精神作用物質による急性中毒又は依存症とは、アルコール、薬物依存症などがある。精神病質とはパーソナリティ障害という病名等で扱われている。その他の精神疾患とは躁うつ病などの感情障害がある。

② 精神保健福祉法（正式名称：精神保健及び精神障害者福祉に関する法律）

これまでの「精神保健法」が改正され、1995年に制定された。この法律では、目的に「自立と社会経済活動への参加促進のために必要な援助」があげられ、従来の医療のみのかかわりから、生活の障害の支援、健康な側面の支援といった福祉施策が加わったのである。看護師としてこの法律を十分理解してすべての対象の人たちにかかわることが求められる。

**精神保健福祉法第45条：精神障害者保健福祉手帳**

精神障碍者の居住地の都道府県知事に手帳の申請ができる。手帳の交付によって、所得税や住民税の障害者控除が受けられる。公共施設の入場料や

公営交通機関の運賃の割引、公営住宅の優先入居など都道府県によって受けられる福祉サービスが異なる。例えば東京都の場合、都バス、都電、都営地下鉄が無料で乗車できるなどがある。

### 精神保健福祉法第36条：処遇

「精神病院の管理者は、入院中の者につき、その医療または保護に欠くことのできない限度において、その行動について必要な制限を行うことができる」と規定している。精神科病院に入院した患者は精神障害の状態によって、閉鎖病棟への入院、隔離室への入室、身体の拘束を受けることがある。このような処遇を受ける医学的な根拠と人権が適切に守られるよう法的な手続きの必要性を述べている。精神保健福祉法36条第2項と旧厚生省告示第128号では行動制限のできないものを以下に規定している。

① 信書の授受の制限
② 都道府県および地方法務局人権擁護に関する行政機関の職員との電話
③ 患者の代理人である弁護士との電話
④ 都道府県および地方法務局人権擁護に関する行政機関の職員との面会
⑤ 患者の代理人である弁護士および患者または家族等の依頼により患者の代理人となろうとする弁護士との面会

### 行動制限最小化委員会の設置

行動制限を最小にするため、2004年度診療報酬改定で医療保護入院等診療料が新設され、各病院に行動制限最小化委員会を設ける必要性が明記された。診療の算定にあたっては、最低1月に1回は隔離・拘束の入院医療の評価が必要とされている。この結果、各病院での隔離・拘束の最小化が行われている。

### 入院形態について

① 任意入院第20条〜21条

本人の自由意思に基づく入院で、身体科で行われている自由契約に基づく入院と同じ形態である。退院も本人の意思に基づいて行われている。ただし、精神保健指定医の診療で72時間、特定医師による診察で12時間に限り退院を制限することができる。

② 　医療保護入院第 33 条

　①精神保健指定医の診察の結果、医療および保護のために入院が必要な精神障害者であり、②本人の意思によらない入院である、③本人が入院を拒否しても、家族等の同意によって入院できる。

③ 　応急入院第 33 条の 7

　精神保健指定医の診察の結果、直ちに入院させなければならない状況にもかかわらず、本人の住所や家族等も見つからず、本人が自分自身をわかっていないような状況の時に、家族等の同意なしに入院できる。精神保健指定医の診察により 72 時間、特定医師の診察により 12 時間に限り入院できる。

④ 　措置入院第 29 条

　都道府県知事の命令による強制入院であり、強制処遇となる。

　本人と家族等が入院に同意しなくても、自傷他害の恐れがあり、精神保健指定医 2 名以上の診察の結果が一致した場合に入院できる。

⑤ 　緊急措置入院第 29 条の 2

　夜間・休日などで精神保健指定医が 2 名いなくても、やむを得ず措置入院させる場合であり、1 名の精神保健指定医の判断で入院できる。入院できる入院期間は 72 時間以内で、その間に 2 名の精神保健指定医の一致した判断がなければ措置入院に移行することはできない。

**心神喪失等医療観察法**（心神喪失等の状態で重大な他害行為を行った者の医療及び観察等に関する法律）2001 年 6 月に大阪の池田小学校で児童殺傷事件が起きた。加害者は精神障害を装うことで罪を免れようとした意図的な犯行で責任能力があるとして、判決により死刑が確定された。この事件が契機となって、2003 年に**心神喪失等医療観察法**が成立し、2005 年に施行された。この法律は、殺人、傷害、放火、強盗、強姦、強制わいせつの重大な他害行為を行った人に対して、適切な医療を提供し、社会復帰を促進することを目的としている。

　心神喪失とは、精神の障害により、是非善悪を弁別し、または弁別に従って行動する能力を欠く状態。例として、精神障害、覚せい剤の使用、アルコール

146

での泥酔などがある。自ら心神喪失状態になったものは無罪判決を受けることは少ない。刑法 39 条 1 項により、責任無能力者として処罰されない。ただし、精神保健福祉法に基づき精神病院への入院の措置が取られることが必要である。心神耗弱とは、精神の障害により、是非善悪を弁別し、または弁別に従って行動する能力が著しく低い状態。心神耗弱者の行為は刑法 39 条 2 項により、限定責任能力者として刑が軽減される。飲酒による酩酊や神経衰弱、知的障害、老衰などがある。以下の図 8-1 は医療観察法による処遇の流れである。

### 生活保護法

日本国憲法第 25 条（生存権の保障）の理念に基づき、生活に困窮している人に対して、その困窮に応じて必要な保護を行い、健康で文化的な最低限度の生活保障と、自立を助長することを目的とした法律である。支給される扶助は、生活扶助、住宅扶助、教育扶助、医療扶助介護扶助、出産扶

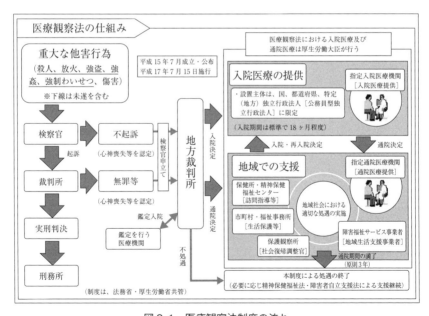

図 8-1　医療観察法制度の流れ
出典：厚生労働省ホームページより
URL:www.mhlw.go.jp/bunya/shougaihoken/sinsin/gaiyo.html

助、生業扶助、葬祭扶助がある。申請は本人が居住する管轄の福祉事務所に申請する。

### 障害年金制度

　国民年金または厚生年金の被保険者（障害者）が、法令の定める期間保険料を納めている者か、20 歳前の発症である者が収入を得ることが困難になったときに障害年金受給を申請し、障害に応じて、年金を受け取ることができる。2014 年 4 月現在、1 級は月額約 9 万円、2 級は月額約 8 万円受給できる。

### 障害者の雇用の促進等に関する法律（障害者雇用促進法）

　この法律は、1960 年に身体障害者の雇用義務等に基づく雇用の促進のための措置、職業リハビリテーションの措置、障害者がその能力に適合する職業に就職すること等を通してその職業生活において自立と職業の安定を目的に制定された。対象は身体障害者のみであったが、1987 年の改正で知的障害者と精神障碍者が対象になったが、精神障碍者が法定雇用率に算定されるようになったのは 2005 年の法改正からである。2013 年の法改正で精神障害者の雇用も義務となった。法定雇用率は民間企業で 1.8%、国および地方公共団体、一定の特殊法人で 2.1% である。ただし、身体・知的・精神障碍者の合計数で、精神障碍者の雇用率は身体・知的障害者よりも低い。

### 自殺対策基本法

　1998 年以降、年間の自殺者が 3 万人以上を超える状況が続き、対処するために 2006 年に制定された。その内容は、①自殺防止の調査研究、②自殺の恐れがある人が受診しやすい医療体制の整備、③自殺の危険性が高い人の早期発見と発生回避、④自殺未遂者と自殺者の親族に対する精神的なケアの充実、⑤自殺防止に向けた活動をしている「いのちの電話」など民間団体の支援、⑥内閣府への自殺総合対策会議の設置・運営、⑦自殺対策の大綱の作成・推進である。

### 労働者の心の健康の保持増進にための措置

2006 年に厚生労働省は「労働者の心の健康の保持増進にための指針」を発表した。この指針は、労働者の受けるストレスが拡大し、仕事に対しての強い不安やストレスを抱えている労働者の増加と精神障害等に係る労災認定件数の増加等に対処するために、労働安全衛生法に基づく指針として策定した。

### 障害者差別解消法（正式名称：障害を理由とする差別の解消の推進に関する法律）（平成 25 年法律第 65 号）

この法律は、障害者基本法の基本的な理念のもと障害者基本法第 4 条の「差別の禁止」の規定を具体化するものとして位置づけられており、障害を理由とする差別の解消の推進に関する基本的な事項、行政機関等及び事業者における障害を理由とする差別を解消するための措置等を定めることによって、差別の解消を推進し、それによりすべての国民が、相互に人格と個性を尊重し合いながら共生する社会の実現に資することを目的としている。

障害を理由とする差別とは、「不当な差別的取扱い」と「合理的配慮の不提供」の 2 つあり、「不当な差別的取扱い」とは、障害を理由として正当な理由なく、サービスの提供を拒否したり、制限したり、条件を付けたりするような行為をいいます。「合理的配慮の不提供」とは、障害を持つ人から何らかの配慮を求める意思の表示があった場合には、負担になり過ぎない範囲で、社会的障壁を取り除くために必要な合理的配慮を行うことが求められるが、こうした配慮を行わないことをいう。


## 4. 事 例 検 討

事例を読んでAさんの人権を配慮して、最もAさんらしく生活できるためのケア・支援を考えてみましょう。


〈事例〉

Aさん、男性、20 歳、独身、大学 2 年生、地方のサラリーマン家庭に生ま

れ、家族は父母と兄が1人いる。高校卒業後、看護師になることを目標にして東京の大学に進学し、1人でアパート暮らしをしていた。大学2年生になるころから頭痛と不眠が続いていた。ときどき、テレビから「お前は悪い奴だ」と聞こえるようになり、不安とさらに不眠が続いた。外に出るのも誰かに追いかけられているようで怖くなり、大学の授業を休むようになった。心配した大学の友達が訪ねてきて、部屋の散らかり具合や食事もしておらず険しい顔でやつれたAさんを見て、おかしいと思い友達はすぐAさんの実家に電話した。Aさんの父母が駆けつけすぐ精神病院を受診した。診療をした医師から「統合失調症の急性期です。3か月くらいの入院が必要です」と言われ、Aさんと家族は納得してAさんは閉鎖病棟に入院して治療を受けた。薬物療法（リスペリドン、ベンゾジアゼピン系ブロマゼパム、ベンゾジアゼピン系ニトラゼパム）が開始された。

　入院時、看護師に「今、俺をばかにしただろ」と看護師に食ってかかったりして、雑誌を投げることもあった。夜間眠れず、部屋で独語していることも多かった。入院して3週間くらいたつと、幻聴・妄想は次第に少なくなってきた。入院して1か月後に医師から開放病棟で過ごすことも可能と判断され開放病棟転棟となる。趣味の音楽鑑賞、ギター演奏、卓球、バドミントンも開放病棟でできるようになった。幻聴も少なくなり、不眠もなく、表情も柔和になり、穏やかに入院生活を送れるようになった。外出、外泊を繰り返し入院して3か月後に退院が決まった。両親は退院するAさんにこれからのことも心配だから大学を辞めて実家に戻ってきて、ゆっくり静養するよう勧めている。Aさんは今までの生活を続けて看護師になりたい思いを強く持っている。

**参考文献**

井上正仁他編集：『六法全書ⅠⅡ平成26年版』、有斐閣、2014年。

長尾博著：『図表で学ぶ精神保健』、培風館、2008年。

吉浜文洋他編集：『学生のための精神看護学』、医学書院、2010年。

日本精神保健福祉士養成校協会編集：『精神保健学』、中央法規、2009年。

武井満著：『司法精神医学の現在』、日本評論社、2012年。

大熊一夫：『精神病院を捨てたイタリア捨てない日本』、岩波書店、2009年。

大熊輝雄著：『現代臨床精神医学』、金原出版、2008 年。

白石大介：『精神障害者への偏見とスティグマ』、中央法規、1994 年。

小林司：『精神医療と現代』、日本放送出版協会、1971 年。

武井麻子他著：『精神看護の基礎、精神看護学 1』、医学書院、2017 年。

厚生労働統計協会編：『2014 ／ 2015 国民衛生の動向』、厚生労働統計協会、2014 年。

新村出版記念財団：『広辞苑第六版 DVD-ROM 版』、岩波書店、2008 年。

吉松和也他編：『精神看護学 I 第 5 版』、ヌーベルヒロカワ、2010 年。

川野雅資編集：『精神看護学』、日本放射線技師会出版会、2007 年。

内閣府ホームページ：「障害を理由とする差別の解消の推進」https://ww8.cao.jo.jp/shougai/
suishin/sabekai.html　2019.1.23 閲覧

第 9 章

# 風景構成法
# (Landscape Montage Technique)

　こころを病む人は、自分の思いを相手に伝えることが苦手になり、人とのか
かわりを避け孤立する傾向にある。こうした人たちへの治療法の一つとして芸
術療法（art therapy）がある。本来、絵画を中心とした治療法をいうが、治
療手段として用いられている活動は、コラージュ、彫刻、陶芸、箱庭、音楽、
舞踏、手芸、写真、書道、詩歌などである。ここでは、統合失調症とのコミュ
ニケーション手段として創案された非言語的手法である風景構成法を学習す
る。

　「風景構成法」は、精神科医中井久雄が統合失調症者の治療方法を研究して
いた課程で、クライエントを理解するツールとして 1969 年に創案し 1970 年
に報告された心理テストを兼ねた芸術療法の一つである。その後かなりの発展
を遂げて、投影法の一つとしても位置づけられている。

　風景構成法の基本的な考えは絵画療法にあるといわれている。スイスの精神科
医・心理学者のカール・グスタフ・ユングが治療にとりいれている。ユングは、
クライエントがとらわれている特定の観念を描画させて、それによって引き起こ
されていると考えられる不安を少なくし、コントロールできるようにした。

## 1. 風景構成法の理論的背景

### （1） クライエントと治療者の関係

　風景構成法は、項目を逐次提示して、それに対して描き手が風景を組み立て
ていくというやりとりで行われる。そのかかわりあいのなかから、描き手のこ

ころの動きや働きが把握され、それが治療に活かされていくことになる。いわゆる、風景構成法は項目の逐次提示と、それにしたがって風景が描かれていくというクライエントと治療者の言語を介した相互交流である。つまり、意識化された相互交流であり「密接な治療関係を必ずしも前提としない」[1]。ここでの相互交流とは、項目の逐次（a）・風景の構成（b）・クライエントと治療者の関係（c）の繰り返しを意味しており、三者の交流ということができる。（図9-1）

　まさにこの循環は、うまく自我を調整しながら描いていくことによって、描くこと自体が治療的行為になっているといわれている。以下に、図9-1をもとに、治療関係における風景構成法の機能を整理する。

（a）治療者と画用紙（風景）の関係で、治療者が画用紙に枠を作ってクライエントに渡す動きや、クライエントが描画する動きから治療者が受ける意識的・無意識的反応を示す。

（b）クライエントの描画する動きの全体と描かれていく風景からクライエントが受ける意識的、無意識的な反応。

（c）治療による描画項目の逐次提示と、それに対するクライエントの意識的な反応。

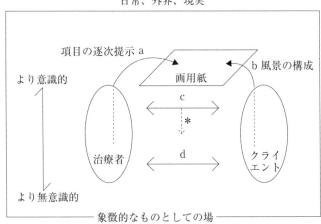

日常、外界、現実

項目の逐次提示 a　　　　　　　b 風景の構成
より意識的　　　　　　画用紙
　　　　　　　　　c
　　　　　　　　　＊
治療者　　　d　　　　クライエント
より無意識的
象徴的なものとしての場
＊箱庭療法ではcがより無意識的方向に下降する

図9-1　治療関係における風景構成法の機能[2]

### （2）　風景構成法の枠づくりについて

中井による風景構成法の着想は統合失調症者の箱庭作品からもたらされた。中井は日本大学の細木輝敏より「なぐり書き法」の実践方法の紹介を受け、クライエントに実践していた。

自らのアイディアで工夫を凝らして試みるなかで、クライエントが外側を囲うような描線から中心へ向かい描画する経験をしていた。そして、心理学者河合隼雄の紹介導入した箱庭（The Sandplay Technique）に関する講演を聞いた。その時河合は、統合失調症患者は箱庭の箱のなかにさらに柵で四角をつくり作品を作っていくことが多いと話した。

風景構成法の枠は、箱庭同様クライエントの表現を保護する機能を持っている。

しかし、箱庭は治療室内に既成のものとして存在しているのに対して、風景構成の枠は治療室内で治療者によって創られる。（図9-2）治療者がクライエントの前で枠づけすることで、クライエントは守りを意識する。しかし、風景構成法における、枠づけはクライエントの表現を保護することに繋がり、安定した治

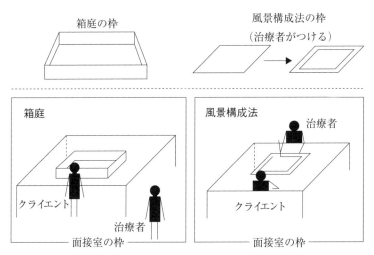

図9-2　風景構成法の枠と箱庭の枠[3]

療的関係に発展する。


## （3）項目と実施方法

場所：静かな空間、作画中の人の出入りや雑音に注意する。

用具：B4 〜 A3 の画用紙、HB の鉛筆、消しゴム、色鉛筆かクレヨンまた
　　　はクレパス、黒のサインペン（油性）

手順：1）用紙を配る。

　　　2）教示「画用紙に黒のサインペンで枠を描いてください」と伝える。
　　　　　（治療の場合は、治療者がフリーハンドで枠組みしながら、教示
　　　　　3）、4）を伝える）。

　　　3）教示「これから私が言うものを順に枠の中に描きこんでください」
　　　　　　　　「全体として一つの風景になるようにしてください」
　　　　　　　　「上手とか下手とかは関係ありません。自分の思ったように
　　　　　　　　気軽な気持ちで書いてください」

　　　4）教示「描きたくないものは、描かなくてもよいです」

　　　5）描き手に描こうとする姿勢が見られたときに、描画する項目を告
　　　　　げる。

　　　　　　描く項目の作画に要する時間は、1 分間程度であるが、一つの
　　　　　項目が描き終わったら次の項目を告げる。作画の順番は決まって
　　　　　いる。

　　　　　① 川
　　　　　② 山
　　　　　③ 田
　　　　　④ 道
　　　　　⑤ 家
　　　　　⑥ 木
　　　　　⑦ 人
　　　　　⑧ 花
　　　　　⑨ 動物（生き物）

　　⑩　石

6）描き終わったら、「最後に、この風景を完成させるために足りな
　　いものがあれば、付け足して描いてください」
　　「直したいところがあれば自由に風景を仕上げてください」

7）教示「風景を描き終わった後は、色を塗ってください」と彩色す
　　るよう伝える。どこからどれだけ彩色するか自由であることを伝
　　える。

8）完成した風景画を見ながら質問していく。質問が侵入的にならな
　　いよう注意する。
　　①　「季節は…？」
　　②　「何時ごろ…？」
　　③　「天候は…？」
　　④　「川はどこに…？」
　　⑤　「あなたは…？」
　　⑥　「人は今何を…？」
　　⑦　「動物は何を…？」
　　⑨　教示「画用紙の裏面に年月日と氏名を記入してください」と
　　　　伝える。

## （4）　風景構成法の作品紹介

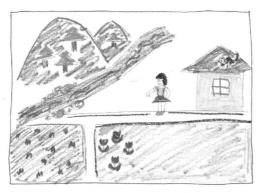

図 9-3　作品 1　季節；春，天候；晴れ，時間；昼

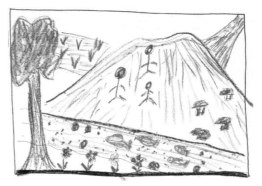

図9-4　作品2　季節；春，天候；良い天気，時間；朝

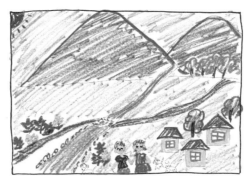

図9-5　作品3　季節；初夏，天候；晴れ，時間；お昼ごろ

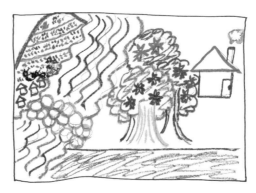

図9-6　作品4　季節；春，天候；晴れ，時間；午前

## 引用文献

1)　中井久雄：精神分裂病の寛解過程における非言語的接近法の適応決定、芸術療法四、pp.13
　　-24、1972。
2)　皆藤章：風景構成法―その基礎と実践―、誠信書房、p.12、1997。
3)　皆藤章：風景構成法―その基礎と実践―、誠信書房、p.12、1997。

## 参考文献

ウルスラ・アヴェ＝ラルマン著　高辻玲子他訳：ワルテッグ描画テスト、川島書房、2002。

C. コッホ著　林勝造他訳：バウム・テスト、日本文化科学者、2007。

ドゥニーズ・ドゥ・カスティーラ著　阿部恵一郎訳：バウムテスト活用マニュアル、金剛出版、
　　2002。

# 第 10 章

# 映像で見る精神科医療と人権

　DVD「カッコウの巣の上で　One Flew Over the Cuckoo's Nest」の
鑑賞を通して、人間の尊厳と自由について考える。

## 1. 作品の紹介

　体制に抗う一人の男の姿を通して人間の尊厳と社会の不条理を問う。1960
年代の精神科病院を舞台にしたK・キジーのベストセラーを、チェコから亡命
してきたM・フォアマンが映画化した。

　タイトルのカッコウの巣（cuckoo's nest）は、「精神病院」の蔑称のひとつ
である。

　邦題を一読して意味を理解することは難しいが、原題は最後にチーフという
名の患者が一人（One）で自由を求めて、cuckoo=crazy、つまり精神病を患
う人の集まる精神病院（the cuckoo's nest）から飛び出して脱出する（flew
over）ことを象徴しており、もともとの由来はマザーグースの詩「カッコウ
の巣の上に」である。

　原作：ケン・キジー（Kenneth Elton Kesey 米国　作家）の小説 One Flew
Over the Cuc-koo's Nest で、カルフォルニアの現役軍人病院で働いた経験が
もとになっている。

　1975年アメリカで制作された。作品はセットではなく、実在する精神科病
院で行われた。作品は世界から注目をあび、ゴールデン・アロー賞、アカデ

ミー賞などを受賞した。

　また、デール・ワッサーマンが、原作が発表された翌年脚本化して、カーク・ダグラスの主演で舞台上演された。日本でも何度も上演され、デール・ワッサーマンの戯曲をもとに劇団四季や加藤健一事務所などが『カッコウの巣の上で』などで何度も上演している。


　時代背景：1960 年代のアメリカはリハビリテーションの先進国で身体障害患者に対する支援が濃厚であった。障碍者を差別することなく、各種の装具や自助具を開発して盛んに社会復帰させていたが、一方、精神障碍者の対応は差別的であった。精神障害の原因が明らかでなかったために、神の罰であるとか悪魔がとりついたと治療も懲罰的なものが行われていた。


## 2.　映画のストーリー

　1963 年 9 月、前科 5 犯、いずれも暴行罪で刑務所服役中の主人公マクマーフィーは刑務所の強制労働を逃れるために、詐病で精神科病院に入院することを図りオレゴン州立精神科病院に入院する。彼は、全く障害を持たない責任能力のある人間であり、精神科病院に入れば強制労働もなく、2 か月間自由に遊んでくらせると思っていた。

　そして、治療や入院患者の処遇を病院が絶対的権利を持っている事実を理解できず、他の入院患者が生気のない無気力人間になっている事実に驚く。特に、絶対権をもって病棟を管理する病棟師長の専制的な行動に反感さえ抱くようになる。

　しかし、それは刑務所の話であって精神科病院に入院するということは、医者達の判断で退院を決めることになるので実質無期懲役のようなものである。

　健常者である彼は周りの精神障害者達をからかいながらも、時間外に野球を見せてくれとか、入院患者にバスケットボールや賭けトランプを教えたり、病院のバスを奪い彼らを小さな港町に連れて行き船で大海原に出て患者たちに自由を体験させるなど、精神科病院内の規律に対して反旗を翻し、変化のなかっ

た精神科病棟に次々と新風を吹き込んでいくのである。

　毎日同じ日常と、わけのわからない薬を強制的に飲まされる日常を受け入れていた精神障碍者の常識を一気に覆していくのである。

　そうして、患者たちはそれぞれ人間性を取り戻していく。そうした中、他入院患者のたばこの配給のことから看護人と争った彼は、病棟師長が下した罰を他の入院患者とともに受けることになる。それは、電気ショック療法であった。

　電気ショック療法に送られ、さすがに不安な彼を励ましたのは聾唖と思われ誰とも心を開かなかったインディアンの入院患者チーフであった。

　寡黙で聾唖の大男チーフもまた一種の詐病者で、耳が聞こえないフリをしていた。

　孤独で退屈な日々を破ってくれた彼に初めて自分のことを打ち明け「二人でカナダで暮らそう」と約束する。これを機に彼との友情が生まれ、2人は秘かに病院を脱出することを誓い計画を練った。脱出の決行日が近づいた晩、マクマーフィーは夜勤看護師人を買収し、女友達を病棟に招き入れお別れのパーティを開いた。そして、彼の女友達に恋した入院患者の告白を聞いた彼は一夜の思い出にと2人を病室に送り込む。


　朝日が差し込む病棟に出勤した看護人が目にしたものは、乱れに乱れた病棟とあちらこちらに爆睡する入院患者の姿であった。

　一方、主人公の彼女とベッドに寝ていた入院患者の1人は、病棟師長から責められ自殺する。それでも冷静に対応し勤務する病棟師長に主人公マクマーフィーの怒りが爆発する。平静をよそおい勤務する冷徹な師長に激怒したマクマーフィーは、掴みかかり病室から連れ出される。あやうく彼女を絞殺しそうになった彼は病棟から連れ去られてしまう。

　数日後、秘かにマクマーフィーの帰りを待つチーフのもとへ、植物人間状態に化した彼が戻ってきた。彼は額にロボトミーの跡をつけていたのである。チーフの悲しみと怒り。マクマーフィーをこのままここに置くことはあまりにもしのびないと感じた彼は、枕を押し付けマクマーフィーを窒息死させるので

あった。親友のマクマーフィーを生かし続けることは悲劇でしかなくチーフに
出来る唯一の友情の証であった。

　夜明け前、彼は病棟の窓をぶち破り、祖先の愛した大地へ走り去る。


## 3.　鑑賞のポイント


　「現精神科病院」は、2006年10月の精神保健福祉法改正前まで、法律上「精
神病院」と呼ばれていた。精神科医である国会議員が、第164回国会に精神病
院の用語整理法に提案したのをきっかけに審議が行われ、この法律が成立して
精神病院を精神科病院と呼ぶことになった。これを機に、様々な症状の患者に
対応できるよう、作業療法、デイケアなど多様な治療方法を備え集中的な治療
ができる専門分野となった。

　一方、1952年抗精神病薬として開発された薬物療法は積極的に導入された
が、精神科病院の治療現場はまさにこの映画に描写されているそのままであっ
た。

　病棟の環境、特に鍵のかかった病棟の出入り口、鉄格子のある窓、身体を拘
束され抑制された患者、内服薬の管理と服薬確認、タバコの配給、中庭での運
動、バスで出かける院外レクリエーションなど独特の治療と患者処遇、また、
懲罰といえる電気ショック療法、そして、主人公に行われたロボトミー手術な
ど、入院患者の生活がそのままに描かれている。

　威圧的な病棟師長の言動のなかには、人間としての最低限の権利を主張する
ことが許されない。映像には1人ひとりの個性が如実に表出されているため、
師長に押さえつけられている彼らを同情的に見てしまう。最終的には、マク
マーフィーを刑務所に戻そうと主張する医師たちに反して、「彼をここに置い
て力になるべきと…」と主張した師長の目的は何であったろうか。


　カッコウは日本名で「閑古鳥」と呼ばれている。托卵（自分の卵を人に育て
させることを意味する）をすることで知られている。カッコウは自分の巣を持
たず、自分の卵を他の鳥に育てさせるために様々な知恵を働かせている。例え

ば、都合のいい巣を捜し自分の卵を他の鳥の巣に生み落とす。数を合わせるために元あった卵を巣から落とし仮親にわからないようにする、また、卵の模様をその鳥の模様に似せるなど。

人間の尊厳をこうしたカッコウの行動になぞらえてどう考えるべきだろうか。守るべきかどこに置くのか考えるべき課題である。

病棟師長の専制によって運営されているディスカッション療法は、入院患者が社会復帰するための社会療法的な役割を持つ治療方法であるが、発言の方法や内容は師長が主導権を握っており、各個人が解決したい問題ではなくなっている。その結果、常に患者の問題解決には至らず管理であり規則が勝利を収めることになる。

## 4. まとめてみよう

(1) DVD を鑑賞してどのような感想を持ったか。
(2) 映像で印象に残った場面とその理由。
(3) 自己の障碍者観。

**文献**

1) http://www.bing.com/images/search
2) DVD：「カッコウの巣の上で」、ワーナーエンターティメント（株）、2010年。

■執筆者紹介（執筆順）

・東中須　恵子　（第1、9、10章）

　　日本保健医療大学保健医療学部精神看護学教授

・阿部　由香　（第2章）

　　前・日本保健医療大学保健医療学部精神看護学准教授

・後藤　満津子　（第3、4、6章）

　　福山平成大学看護学部看護学科精神看護学教授

・五十嵐　愛子　（第5、8章）

　　文京学院大学保健医療技術学部看護学科精神看護学教授

・本田　優子　（第5章）

　　創価大学看護学部精神看護学教授

・板橋　直人　（第7章）

　　日本保健医療大学保健医療学部精神看護学講師

・菊地　淳　（第7章）

　　日本保健医療大学保健医療学部精神看護学講師

■編著者紹介

東中須　恵子（ひがしなかす　けいこ）

筑波大学大学院生命環境科学研究科博士課程修了。奈良学園
大学保健医療学部精神看護学教授を経て、現在、日本保健医
療大学保健医療学部看護学科教授。
博士（生物工学）

主著

東中須恵子・塚本一編著『実践　自己決定を支える精神科医療
　　現場』大学教育出版、2010 年
長谷川宏司編著『多次元のコミュニケーション』（共著）大学教
　　育出版、2006 年
塚本一・東中須恵子編著『心を病む人とのコミュニケーション
　　―医療現場からの提言―』大学教育出版、2004 年

## 看護学生のための精神看護学概論　第 3 版

2015 年 7 月 10 日　初　版第 1 刷発行
2019 年 4 月 30 日　第 2 版第 1 刷発行
2021 年 4 月 25 日　第 3 版第 1 刷発行

■編 著 者───東中須恵子
■発 行 者───佐藤　　守
■発 行 所───株式会社 大学教育出版
　　　　　　　〒 700-0953　岡山市南区西市 855-4
　　　　　　　電話（086）244-1268　FAX（086）246-0294
■印刷製本───モリモト印刷 ㈱

ISBN978-4-86692-132-7